WHITTEN／ALEX LEAF
アリ・ウィッテン／アレックス・リーフ
加藤輝美 訳

EAT FOR ENERGY

回復人

体中の細胞が疲れにつよくなる

サンマーク出版

はじめに

「見えない疫病」をやっつけろ！

想像してみてほしい。

毎日毎日、なんだかわからないがおかしな理由で、自分の足にフォークを突き立てる。その後病院へ行っても、医師は痛み止めをくれるだけで家に帰される。とりあえず痛みはなくなるが、次の日また足にフォークを突き立てて、病院に行く。医師はもっと痛み止めをくれる。その次の日も、また同じことを繰り返す。

どう考えても、悪循環を断つには足にフォークを突き立てるのをやめればいいだけだ。痛み止めを飲んで痛みを抑えたって意味がない。

慢性疲労というのはそんな感じだ。

エネルギーが湧いてこないのは体の奥深くにあるなんらかの異常の表れなのに、毎日毎日、私たちは自分の摂る食事や自分の選んだ生活習慣を通して（もちろん知らず知らずのうちに）自分の体にナイフを突き立てている。

その疲れに気づかないふりをしたり、刺激物や砂糖、カフェインでごまかしたりしても、なんの解決にもならない。

真の解決策は、人の体がエネルギーをつくり出すしくみに直接働きかけることだ。

だがそれに気づいて実行していないのは、あなたのせいではない。

何が人のエネルギーレベルをコントロールしているかなんて、誰も教えてくれない。体と脳に必要な栄養を正しく与える方法や、そうする必要がある理由なんて、誰にも教わらないのだ。

その結果、人は知らず知らずエネルギーを涸《か》らす選択をし、細胞がきちんと働く力を自ら制限している。

これを解決するには、エネルギーレベルを制御しているものの科学的背景を学び、エネルギーを涸らす選択を避け、エネルギーを生み出す行動を選んでいけばいい。

ところが、私たちの文化では、疲れた状態があたりまえになっている。

みんな、それが普通だと思っている。それどころか、ステータスを誇示する名誉の勲章ぐらいに考える人もいる。疲れてエネルギーが湧いてこないのは、自分がいかに重要で多忙な人間かを表すサインだ、とでもいうように……。

いたるところで繰り返される「いやあ、もうヘトヘトでさ」「忙しすぎて困っちゃうよ」というセリフは、「自分は超やり手の野心家で、仕事でも超重要人物だから、ろくに寝ている暇もない」という自慢の裏返しだ。

私たちはみな、疲れ切って、ストレスを抱え、燃え尽き、不安にさいなまれ、落ち込み、頭がぼんやりし、記憶力が衰え、集中力をなくしている。明日のためのエネルギーを前借りして今日使い、カフェインや砂糖で自分をだまして1日を乗り切る。

人間関係や仕事や生活をすこやかに保つのに欠かせない、最も大切な要素——すなわちエネルギーを失ってしまっているのだ。

44%が「集中力が保てない」

医学的に慢性疲労症候群（筋痛性脳脊髄炎：ME／CFS）と診断された人たちのことだ

けではない。ちなみにこの病気は世界人口の約１・５％、アメリカでは５４０万人もの成人に見られる非常に深刻な疾患で、６か月以上にわたって激しい疲労が続き、運動後の倦怠感といったほかの症状を引き起こす場合もある。[1]

そうではなくて私が言いたいのは、**その50倍から100倍にあたる人を苦しめている慢性的な疲労のことだ**。実際、重症の衰弱性疾患である慢性疲労症候群といった最も重いケースから、人口の相当の割合を占める日常的なエネルギー不足や活力低下といった軽度のケースにいたるまで、世界はあらゆる種類の疲労を訴える人たちであふれている。

その流行がどれほどひどいか、いくつか例を挙げよう。

・全米安全評議会の「職場の疲労」に関する報告書によると、[2]労働者の76％が「職場で疲労を感じる」と答えており、疲労のせいで53％が「生産性が下がった」、44％が「集中力が保てない」、27％が「決断が下せない」と感じているとわかった。

・医師の診察を受ける人のうち、約40％が疲労を訴えており、５人に１人が慢性疲労症候群と診断されている。[3]

・100万人以上の成人を調べた、過去最大規模の研究によると、男性の3人に1人、女性の2人に1人が「疲れやすい」と感じている。[4]

もちろん、肉体的にも精神的にもハードな1日を終えたあとで、「ちょっと疲れた」「横になって休みたい」と思うのはごく普通のことだ。だがほぼ日常的にエネルギーが湧いてこない状態は、とても普通とは言えない。

それはつまり、体が助けを求めて叫んでいるということなのだ。

3 私は「元気いっぱい」のはずだった

私は20年以上にわたり、生活習慣や栄養に関するアドバイスを通して、人々の健康問題を解決する手助けをしてきた。そして何千人もの相談者がカウチから立ちあがり山歩きに出かけるのを見てきたが、実は私自身も同じ変化を経験している。

私が人間のエネルギーを最大限に活用する科学にのめりこんだきっかけは、自分自身を苦しめる果てしない慢性疲労との闘いだった。伝統的な医療の専門家も代替医療の専門家も、私の疲れを解決してはくれなかった。

何年も前、私が健康そのものの24歳の青年だったとき、イスラエルの共同農場でしばらく働いた時期があった。そこで私はEBウイルス（エプスタイン・バー・ウイルス）に感染し、重度の単核球症を発症した（これは「腺熱」とか「キス病」と呼ばれることもある病気だ）。

健康状態が回復し、日々の暮らしやエネルギーが元どおりになるまで1年近くかかるなんて、最初は思いもしなかった。それまで元気いっぱい、エンジン全開で人生を楽しんでいた若者が、ベッドから起きあがることすらできなくなったのだ。

喉は腫れてヒリヒリと痛み、膿がたまってスープしか飲めない。筋肉量は急激に13キロ以上も落ちた。持久力もスタミナも失い、ほんの少し動いただけで息切れ。軽い運動でもしようものならその後、丸1日ベッドに横にならなくてはいけなかった。

おそらく誰もがそうするように、私も答えを求め、回復することを願って、医師たちを訪ねた。

しかし驚いたことに、誰ひとりとして私の病気の原因を知る人はいない。「EBウイルスによる感染症」という診断が下ったのは、何人もの医師のもとを訪れ、何度も緊急救命室に運ばれてからのことだった。

自分から健康を奪った病気の名前がわかって、最初はほっとした。だが、結局のところ医師は実質的には何もできず、感染性単核球症を治す治療法などまったく存在しないとわかるまでに、たいした時間はかからなかった。

回復に数か月かかり、結局、激しい疲労感が改善されないまま残った。大好きだったロッククライミングや筋トレ、サーフィンを再開することもままならず、人生から取り残されていくような気がした。

友だちと一緒に過ごしたり彼女をつくったりするエネルギーも湧いてこず、まともな社会生活を送ることはいっさいできない。当時就いていた仕事もできなくなった。そのころ私が任されていたのは、農場内の養殖池で(しかも38℃を超える暑さのなか)激しい肉体労働をともなう仕事だった。

人生のすべてを奪われたような気分だった。とにかく何をするにも、エネルギーというものがまったく湧いてこなかった。

3「人間のエネルギー」を科学的に調べてわかったこと

そんな状態で暮らしつづけるのも、健康な体が戻ってくるのを待つのも、これ以上耐えられなくなり、私は代替医療のコミュニティに助けを求めた。

すぐに「副腎疲労」と診断され、やっと希望が見えた気がした。それからは副腎疲労仮説にとりつかれたように夢中になった。

副腎疲労仮説とは、ストレスによって副腎が消耗したせいで必要な量のコルチゾール（副腎がつくり出す重要なストレスホルモン）がつくられなくなり、疲労やその他もろもろの症状を引き起こすという考え方だ。

私はこの理論に関するあらゆる本を読み、あらゆるビデオを見た。それらの本やビデオは、自然にこだわる健康法や機能的医療のメンターおよび専門家といわれる人たちがつくったものだ。

私は自分が副腎疲労を患っていると確信し、治癒への道筋が見えたと思いこんだが、そのことを医師に話すと、みな口をそろえてその説を一蹴し、「副腎疲労なんてものはない」「そんなものは疑似科学にすぎない」と言った。

私は腹を立てた。実際、私はこんなにひどい症状に苦しんでいるのに、医師はそれを無視してなんの手も差し伸べようとしてくれないじゃないか。

そこで、それからのほぼ1年間、数百冊の文献の読破と分析に時間を費やした。くる日もくる日も、疲労と副腎機能とコルチゾールに関する文献を手当たりしだいに探し出しては、内容をすみずみまで精査し、副腎疲労理論の証明だけに専念した。

その結果……理論は証明できなかった。

結局、この説を科学的に調べ尽くしても、コルチゾール値の低下や副腎機能の異常が慢性疲労を引き起こす証拠は得られず、私は途方にくれた。慢性疲労に苦しむ人と健康な人の副腎機能とコルチゾール値を調べた研究の大部分で、両者の関連値に違いが見られなかったのだ。

認めたくなかったが、研究結果を見れば、副腎の機能不全やコルチゾール値の異常が慢性疲労を正しく説明してくれるものではないのは明らかだ。疲労を訴える人の大部分には、そのような異常は見られない。

このとき私は理解した。**医学界には、人間のエネルギーに関するパズルを完全に解**

いた人はひとりもいないのだ、と。

それがわかった瞬間、私の人生は変わった。

以降、私は人間のエネルギーの科学を解き明かすことに、まさにとりつかれた。何年にもわたって、毎日朝から晩まで科学文献を読みあさり、人間のエネルギーレベルを調節し管理する「真の原因」を見つけ出して、1つの解釈を確立することだけに全力を尽くした。

人はなぜ疲れるのか、そして何より、どうすれば疲れから回復できるのか——それを知ることだけが私の望みとなった。

研究を深め、調査を積み上げ、あらゆる疲労に苦しむ人が生来のエネルギーと生命力を取り戻す助けになるようなプログラムの開発に力を注いできた私の、数十年にわたる活動をまとめたのが本書だ。

自分の体内で「新しいミトコンドリア」をつくる

ここ10年ほどで行われた相当数の研究により、疲労をもたらす真の原因が明らかになった。その原因とは、「ミトコンドリア機能障害」だ。

私たちの体がもつ数千億個の細胞のほぼすべてに、数百個から数千個のミトコンドリアが含まれている。そのミトコンドリアこそが、それぞれの細胞が独自の機能を果たすために必要とするエネルギーをつくり出している。

実際、ミトコンドリアは「細胞の発電所」と呼ばれることも多い。つまり、私たちの細胞のエネルギーを生み出すバッテリー、あるいは発電機のようなものだ。

そのミトコンドリアが機能不全になると、もっと正確に言えば（理由についてはのちに述べるが）エネルギーの産生量を減らすと、細胞が仕事をするのに必要なエネルギーが足りなくなる。

心臓細胞は効率的に血液を送り出せず、筋肉細胞はスムーズに体を動かせない。免疫細胞は確実に感染症と戦えず、腸細胞はうまく食べ物を消化できない。腺細胞は最適なホルモンを産生できず、神経は効果的に脳を機能させられなくなる。

こうして細胞を効率的に働かせるエネルギーがつくられなくなると、疲労の症状が体のあちこちで表れ、慢性的にエネルギーレベルが下がった状態になるわけだ。

だが幸いにも、この悪循環に対処する方法は存在する。ここ10年で科学が明らかにした重大なしくみがある。

私たちの細胞に力を与えるのはミトコンドリアだが、ときにミトコンドリアのエネルギー産生は、なんらかの原因によって阻害されてしまうのだ。

したがって、ミトコンドリアを修復してエネルギーの再生と成長を促し、さらには新しいミトコンドリアを1からつくり出す方法を知れば、疲労は克服できる。

本書には、疲労の背後にある真の原因をよりよく理解するためのヒントがまとめられている。

まず、エネルギーをつくり出し、強化するのにミトコンドリアがどういう役割を担っているのかの解説から始まり、体がエネルギーレベルを整えるしくみを解き明かす。さらに、栄養学的戦略や的を絞った食べ物でミトコンドリアに燃料を補給し、疲労をなくし、エネルギーあふれる毎日を送る方法を記した。

健康の専門家×高名な医師が集う「究極のエナジー研究チーム」

数年前、私は優秀な健康に関する専門家や高名な医師たちと協力し、1つの目標を目指してチームを組むことを決めた。それは、疲労の原因に対する理解を深め、誰もが疲労を克服してエネルギーに満ちあふれた生活を送れるようになるプログラムを立ち上げるためだ。

何年にもわたる熱心な仕事の結果、この専門家チームは、証拠にもとづく包括的で強力なエネルギー最適化システム、「エナジー・ブループリント」を開発した。これは、疲労を克服してエネルギーレベルを上げたいと考える人たちにとって、世界でも最高レベルのプログラムとして急速に認められつつある。

ここ数年間で、私たちが無料で提供する記事やポッドキャストにアクセスした人は250万人を超え、「エナジー・ブループリント」のトレーニング・プログラムやコーチング・サービス、サプリメントの利用者は20万人以上となった。

私たちのプログラムは、利用者に数百ものエネルギー産生方法や「バイオハック（生命力に関するヒント)」を提供している。

本書は、私がチームおよび数千人の参加者とともに10年にわたって発見し、体系化し、改善を加えてきた最高の栄養学的知識の集大成だ。

私も参加者たちと一緒にすべてのプログラムに参加し、疑似科学の奥深くに分けいって疲労の真の原因を突きとめた。そして、体(とミトコンドリア)を再生させ、若いころのようなエネルギーレベルを取り戻す方法を解き明かしてきた。

本書は大きく2つのパートに分かれている。

第1部では、疲労の真の原因であるミトコンドリア機能障害について探り、ミトコンドリアに悪影響を及ぼす要因を解決する方法を述べる。その要因とは次のようなものだ。

- 概日リズム(体内時計)の調節異常と不眠
- 体脂肪過多と筋力不足
- 腸内細菌叢《そう》の不調

・血糖異常
・栄養素毒性と栄養不良
・神経伝達物質およびホルモンのバランス喪失

こうしたストレス要因同士の関係や、それがミトコンドリアとエネルギーレベルにどんな影響を与えるかを説明する。そのうえで、ミトコンドリアやエネルギーにかかわる体内系統の機能を向上させる栄養プランを解説していく。

まず重要なのは、疲労を理解するには一点だけを見ていても意味がないと気づくこと。不調をきたしているのが1か所だけ、ということはありえない。

たとえば腸内細菌叢の働きが衰えているとすれば、その原因は腸内だけにとどまらない。いまや「腸脳軸」「腸免疫軸」「腸ミトコンドリア軸」などに関する研究がすでに数千件も行われている。つまり、腸で起きた問題があっという間に脳や肌、免疫系やエネルギーに伝わって、問題を引き起こす場合があると判明しているのだ。

こうした現象は体全体のあらゆる系統に共通する。体内の系統には、強い相関関係があるのだ。

3 疲労回復を「連鎖反応」させる

うれしいことに、この相関関係はよい方向にも働く。栄養摂取や概日リズム、睡眠、腸内環境、身体組成、脳の健康、さらにミトコンドリアの状態を整えれば、プラス効果が連鎖反応的に体全体へと広がっていくのだ。

たとえば、概日リズムを整えれば、エネルギーレベルが上がり、脳の機能が向上し、ガンが予防でき、運動能力が上がり、気分もよくなり、体脂肪も落ちやすくなる――しかもこの全部が同時に起きる。私たちの体は、そういうふうに働くようにできている。

負のインプットによって悪循環をつくり出し、老化と病気と疲労の下り坂を転げ落ちるか、正のインプットによってよい連鎖反応をつくり出し、若さと病気の予防と満ちあふれるエネルギーを手に入れるか――どちらを選ぶかはあなたしだいだ。

第2部では、食事を整えて体の基礎をつくり上げたあと、具体的にどんな食べ物を摂ればいいかを解説する。第1部の栄養プランにもとづいて、ミトコンドリアに十分な栄養を与え、エネルギーレベルを上げるのに役立つものばかりだ。

たとえあなたが私のように、すでに25年にわたって自然な健康生活を研究してきた健康科学オタクだったとしても——あるいは、ほかの栄養理論や生活習慣（運動、睡眠環境など）にこだわりがある人であっても——、第2部から多くの学びを得られるだろう。

私が提示するのは、さまざまな既存のダイエット法と一緒に応用できる栄養原理や戦略だ。たとえあなたがヴィーガンでも、地中海式ダイエットやパレオダイエット【訳注／旧石器時代食】やケトジェニックダイエットの実践者でも、役立つようになっている。

本書の栄養プランのほとんどが、これまでに人類が行ってきた治療法から取り入れたもので、その効能は科学的に何度となく吟味されてきた。

なお、情報源はすべて注（ダウンロードして閲覧できる）に明示し、私のプランが単なる思い込みに頼ったものでないことを明らかにするよう心がけた。

エネルギーが宿り、「寿命」が延びる

本書で紹介する、科学に裏づけられた強力な解決策は、一般の医師や健康アドバイザーや機能性医学の施術者から得られる従来のアドバイスをはるかに超える効果をもたらすことを強調しておきたい。

ミトコンドリアや体全体のエネルギーレベルの健康を考えるにあたって、世間に蔓延する疲労を癒やす最大のカギが栄養なのは間違いない。だが普通の医師に診てもらっても、おそらく栄養について尋ねられることもなければ、栄養をツールとして使う話をされることもないだろう。

さらに、私たちが対処しなければならないのは、疲労の蔓延だけではない事実も知ってほしい。

たとえば、次のような病気が恐ろしい勢いで増加していることは誰もが知るとおりだ。

・ガン
・心臓病

・アルツハイマー病やパーキンソン病などの神経性疾患
・糖尿病
・肥満

こうした病気は、現代の生活習慣および文明によって引き起こされるものだ。アメリカと西洋世界全体で発生する病気の80％が栄養と生活習慣に起因するというデータもある。[5]

そのことを念頭に置いたうえで、本書に書かれたプランが、あなたのエネルギーレベルを整える手助けをするだけでなく、ほかの危険なリスクを大幅に減らすことも知ってもらいたい。

正しい栄養の摂り方をマスターすれば、10年とは言わないまでも、数年は寿命を延ばせると言っても過言ではない。この栄養プランによって、63歳で心臓発作を起こして死ぬか、１００歳を超えるまで元気に生きられるかが決まるかもしれないのだ。

どん底に落ちた相談者が、毎日私のところにやってくる。みな、最初は一般の医師や代替医療のヒーラーたちに助けを求めるが、エネルギーを元どおりにする方法はわからないと言われる。

こう書くと、医師を非難したいだけとか、医師が嫌いなのだろうとか言われるが、決してそんなことはない。私のなかにあるのは、調査と研究から明らかになった事実を多くの人に伝えたいという思いだけだ。

実際、もしも私が撃たれたり、刺されたり、命にかかわる感染症にかかったり、その他の健康上の危険な状態に陥ったら、間違いなく医師に診てもらう。医師はみな、すばらしい仕事をしている。

とはいえ残念ながら、疲労や、その他の栄養と生活習慣が要因となって起きる「文明病」（もう一度言うが、西洋世界の病気の80％を占める）となると、いくつかの例外を除いて、従来の医療はほとんど役に立たない。

いずれにしても、疲労は決して死刑宣告ではない。

出口は必ず見つかる。

本書は、身動きが取れないほどの激しい疲れから、日中なんとなくだるいという程度の軽い疲れまで、ありとあらゆる疲労に苦しむ人のための本だ。

これからあなたが学ぶプランは、生理機能を最大限に発揮させ、心と体を本来の設計どおりに働かせて、エネルギーと脳機能と気分と健康を最高の状態に保ったまま生きられるよう手助けしてくれるはずだ。

私のもとに来る相談者の多くは、このプランを始めたあと、改善したのはエネルギーレベルだけでないことに気づく。睡眠の質の改善、体脂肪の減少、血圧の低下、血糖値の安定、記憶力や集中力などの脳機能の改善、さらには意欲や幸福感や忍耐力の向上といった、人生を変えるような健康上の変化が表れ、友人や家族とよりよい関係を築けるようになるのだ。

エネルギーがすべてのカギを握っている。

さあ、今度はあなたが、自分の手で選び取った人生を生きる番だ。

回復人　体中の細胞が疲れにつよくなる　目次

はじめに
「見えない疲病」をやっつけろ！

第1部
細胞に「とてもいいこと」をする
自分の「細胞の質」が変わる

1章
ミトコンドリア！
エネルギーの「でどころ」を増やす

2章 「体内時計」を修復する

「深い睡眠」を体のすみずみまで効かせる

3章 「脂肪」を燃やす

毎週0・6キロ燃焼する

4章 「腸の壁」の修復
見えない「腸漏れ」。自分のお腹を強くする

5章 「糖」を食べて疲れない

「いちばんいい量」を巡らせ エネルギーに変える

6章 疲労脳

脳細胞をクリアに、フレッシュにする

第2部 自分の「ミトコンドリア」を元気にする

体に「ベスト燃料」をたくわえる

7章 エネルギー生成スーパーフード

身近で、簡単に摂れて、ミトコンドリアに効くものを厳選

装丁デザイン　黒瀬章夫(Nakaguro Graph)
D T P　天龍社
翻訳協力　株式会社リベル
編集協力　株式会社鷗来堂
編 集　梅田直希(サンマーク出版)

〈編集部注〉
・本書の分量は欧米の成人に合わせた分量です。
ご自身の体格・体調に合わせて無理のない範囲でご調整ください。
・アレルギーがある場合は該当食品を摂取しないでください。
・本文中に【数字】で示した箇所は、参考文献(注)として以下のURLよりPDF ファイルが閲覧できます。
https://www.sunmark.co.jp/book_files/pdf/4010-4kaifuku.pdf

第 1 部

細胞に「とてもいいこと」をする

自分の「細胞の質」が変わる

1章

ミトコンドリア！

エネルギーの「でどころ」を増やす

初めて会ったとき、リアは健康を絵に描いたような女性に見えた。

年齢は30代半ばで、週5日運動し、食事は自然食品をたっぷり取り入れた健康食中心。砂糖も炭水化物の加工食品も摂らないよう気をつけている。

ところがここ数年、彼女の体内のエネルギーレベルは確実に下がりつづけていた。

最低でも7〜8時間は睡眠を取っているのに、毎朝ベッドからなかなか出られない。

まずコーヒーを1杯飲まないと「スイッチが入らず」、その後もずっとコーヒーをガブ飲みしつづけてなんとか1日をやり過ごす。

かかりつけの内科医のところに行って検査をしても、どこにも異常は見つからない。結構なお金をつぎこんで、いろんなヒーリング治療も試した。自然療法、ハーブ療法、ホメオパシー、鍼《はり》治療、トーク・セラピーに運動療法……。

だが、どれも効果はなかった。

私に相談してきたニールも似たような状態だった。何をしても不安と疲れが消えない。

50代はじめのニールは、私にこんなことを打ち明けた。

「どうにも疲れが抜けず、何もしたくないし、誰とも話したくないんです。妻や子どもたちとさえです。一度に4時間眠ればいいほうで、仕事にもだんだん集中できなくなってきています。本当はそんなことしたくないのに、つい社員にあたってしまう。不安がどんどんふくらんできて、医師からは薬を増やすよう言われるんですが、それでいいのか心配で。まったく効かなかったらどうしよう？　このままどんどん悪くなったら？　もう二度とよくならなかったら？」

3人目の相談者ジャスミンは、ひどい胃痛と膨満感、不規則な便通を訴え、やはり激しい疲労感が消えないということだった。

面談したとき、彼女は医師たちが行った何ページにもわたる検査結果を見せ、結局「過敏性腸症候群」と診断されたと教えてくれた。自然療法医にも診てもらったところ、「これは副腎疲労です」と言われた。

わらをもつかむ思いで、ジャスミンはホルモン補充療法を受けたり、深呼吸や軽めのヨガのようなストレス解消法を試したり、さらにはビタミンCやカンゾウ、マグネシウムなどのサプリメントを飲んでみたりもした。

どの治療法にも多少の効果はあったものの、長く続かない。2人の幼い息子を抱えるシングルマザーの彼女は、涙ながらにこう打ち明けた。

「疲労感や胃痛はまだ我慢ができるんです。もうずいぶん前から続いていますから。ただ、最近は精神的にいっぱいいっぱいで。もし働けなくなったらどうしようって、怖くてしかたないんです。そうなったら、子どもたちを養えなくなります」

3人とも激しい疲れと体の不調に苦しんでいたが、それらの症状について説明したり、治療したりできる医師はひとりもいなかった。

一見、この3人は違う症状を抱えているように思えるかもしれない。だが実は、彼らの体の奥底には同じ原因がひそんでいた。

私たちは「ミトコンドリア」に生かされている

まず、最も基本的なところから説明しよう。生物学的には、疲労とは根本的にエネルギーの供給と需要のバランスが崩れた状態のことをいう。

細胞が必要とするエネルギーの供給を受けられないときや、反対にエネルギーに対する需要が多すぎるとき（あるいはその両方）、慢性的にエネルギーレベルが低い状態になる。これが「エネルギー不足」を引き起こし、その結果として疲労の症状が表れる。

エネルギー不足の要因はいくつもあるが、重要な事実が1つある。「疲労はミトコンドリアを中心として発生する」ということだ。

ミトコンドリアとはそもそもどういうものだろう？　高校や大学で生物学を学んだ人なら、ミトコンドリアは「細胞の発電所」と習った記憶があるかもしれない。

私たちの体の細胞ほぼすべてのなかに、500個から2000個のミトコンドリアが含まれている。その役割は、文字どおり「細胞が働くために必要なエネルギーをつくり出す」こと。ミトコンドリアはあなたが吸いこんだ酸素や食べた食物（おもに炭水化物と脂肪）を利用して、「アデノシン3リン酸（ATP）」をつくり出す。ATPは、すべての細胞および代謝の働きを促すための燃料だ。

細胞は、自らが働くためのエネルギーをつくり出す能力をもたない。そのため、ミトコンドリアがないと体内の活動が設計どおり行われない。私たちはミトコンドリアがなければ生きられないのだ！

基本的に、エネルギーレベルが低下する原因は、細胞のエネルギー不足が慢性的に起きているからといえる。疲労とはすなわち、筋肉、ホルモンをつくり出す腺、心臓、肝臓、脳といった、あなたの体をつくり上げる数兆個の細胞内のミトコンドリアが、細胞が効果的に働くために必要なエネルギーを十分につくり出せていない「症状」なのだ。

慢性疲労に悩む人や、疲労をともなうことが多いその他の病気[1]を患う人を調査した数々の研究によると、疲労症候群とミトコンドリア機能不全のあいだには一貫した関連性があり、患者には次のような特徴が見られる。

・カルニチン不足（カルニチンはエネルギー源となる脂肪をミトコンドリアへ運ぶのに必要な物質）
・コエンザイムQ10不足（コエンザイムQ10はエネルギーをつくるのに必要な物質）
・抗酸化物質の濃度が低く、酸化ストレスのレベルが高い
・ATP（細胞エネルギー）の産生率が低い
・エネルギー産生用の機能的経路（たとえば代謝、タンパク質運搬、ミトコンドリア形態制御など）にかかわる遺伝子発現が少ない

ここで中心になっているのは、マクロレベル（あなた）のエネルギー不足はミクロレベル（あなたを構成する数兆個の細胞）のエネルギー不足によって引き起こされる、という考え方だ。

だが、なぜミトコンドリアが十分なエネルギーをつくり出せないのか（これはエネルギーを増やしたい人には欠かせない情報だ）という問いに対する答えはきわめて複雑で、研

究者たちはその全貌を解明しようと何十年もの時間を費やしてきた。

最大の疑問は次のようなものだ——なぜ私たちの細胞ではエネルギー不足が起こるのか？　なぜ私たちのミトコンドリアは、ときどき十分な量をつくり出せなくなるのか？

答えは——信号《シグナル》にある。

3 ミトコンドリアの「数」と「大きさ」を決めるもの

ミトコンドリアの働きの質を決めるのは、そのミトコンドリアがいまどんな環境下にあるかを伝える信号だ。言い換えれば、あなたがどういう行動を「取り」、どういう行動を「取らない」かだ。

あなたの環境を伝える信号は、ミトコンドリアのエネルギー産生能力が20％になるか100％になるかを決めるのに最も大きな意味をもつ要因なのだ。

長期的に見ると、こうした信号は、ミトコンドリアの数と大きさを調整するよう細胞に伝える役目ももっている。このプロセスは、あなたのエネルギーレベルだけでなく、さまざまな病気に対する抵抗力にも大きな影響を与える。そして病気にかかりやすいかどうかは、あなたの老化と寿命に重大な影響を及ぼす。

疲労をなくし、エネルギーあふれる体づくりを実現するには、ミトコンドリアのもつ力を最大限に発揮させられるような信号を送ることが重要なポイントになる。

「ミトコンドリア機能不全」を示す症状

・頭がぼんやりする
・慢性的炎症
・解毒能力不全
・スタミナ不足
・精神的、身体的能力の低下
・慢性疲労

ミトコンドリア機能不全は慢性エネルギー不足の最大の理由である。

体は「冬眠」する

ミトコンドリアのエネルギー産生量は、置かれた環境によって決まる。では、その環境を伝える信号とは、いったいどんなものだろう？

この問いに答えるために、医学および哲学博士号をもつロバート・ナヴィオー博士の論文をひもといてみよう。ナヴィオー博士の論文は、慢性疲労の原因、なかでもミトコンドリアがエネルギーレベルの決定に果たす役割について知識を深めるのに大いに役立つ。

数年前、ナヴィオー博士は画期的な「メタボロミクス（代謝学）」研究を実施した。この研究で、博士のチームは慢性疲労に苦しむ人たちの63の生化学的経路から採取した600以上の代謝物（細胞代謝の産物）を調べた。

すると、被験者の代謝物が、健康な人のそれと比べて80％も減少していることがわかった[2]。つまり、慢性疲労を覚える人の臓器や細胞では、代謝機能に大規模な組織的変化が起きているということだ。

興味深いことに、この代謝機能が下方制御された状態は、「ダウアー（持続睡眠状態）」と呼ばれる特殊な生理状態と化学的に似ているとナヴィオー博士は言う。「ダウアー」とは、虫が極端に過酷あるいは有毒な環境下に置かれたときに取る生き残り戦略だ。

そうした環境に置かれた虫は、生き残るために代謝機能を停止し、体の働きを生命維持できるギリギリの状態に保つ。そしてそのまま、もっと安全で毒性の少ない環境が訪れ、代謝機能のスイッチを入れられるときが来るのを待つ。

言い換えると、慢性疲労を抱える人の生化学機能は冬眠状態のようなもので、エネルギー産生のボリューム調節ダイヤルが下がったままになっていることをナヴィオー博士は発見したのだ。そうした人の体は、かろうじて生きていけるだけのエネルギーを産生してはいるが、元気に活動できる状態にはほど遠い。

結論

疲労とは一種のサバイバル機能であり、あなたが過酷な環境にいることを示す信号を受けると代謝機能を停止するスイッチが入る。

「細胞」がエネルギーを止める条件

ミトコンドリアは、かなり前から「細胞の発電所」あるいは「エネルギー発生源」として知られているが、多くの場合、私たちが食べた脂肪と炭水化物を機械的に取り込み、細胞エネルギーとして送り出していると考えられがちだ。

実際のところ、ミトコンドリアはそれよりはるかに複雑なことを行っている。

ナヴィオー博士の著作によると、ミトコンドリアにはエネルギー産生に加え、新たに発見された第2の重要な働きがあるという。「細胞防御機能」だ。

これは、私たちが疲労を理解するうえで大きな意味をもつ発見だ。

ナヴィオー博士の最近の研究が明らかにしたのは、「ミトコンドリアは単にエネルギーをつくり出すだけでなく、ストレスのセンサーであり、さらには細胞を守るものでもある」という発見だ。

ミトコンドリアは、危害を加えてくるものから私たちの細胞を守る際に中心的な役割を果たす。この働きを、ナヴィオー博士は「細胞危機反応（CDR）」と名づけた。[3]

「細胞危機反応（CDR）は、細胞およびその持ち主を危害から守るための、進化の際に

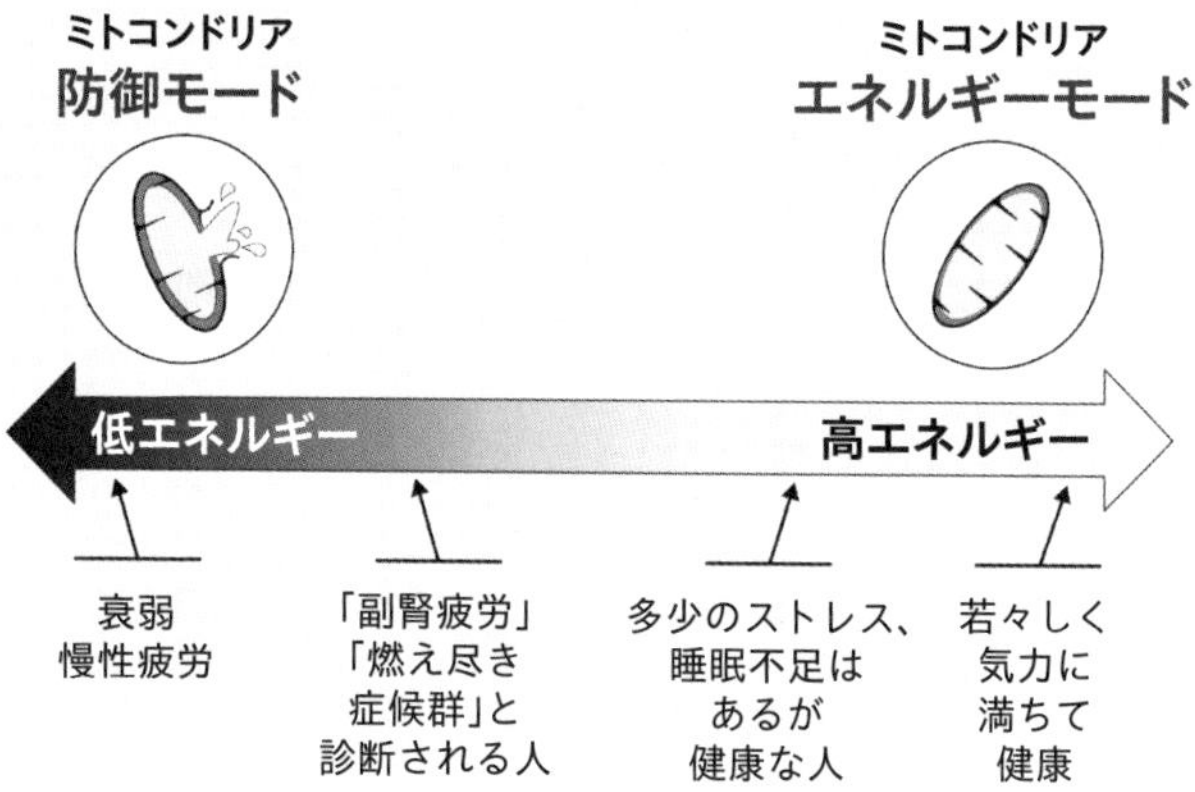

保存された代謝反応だ」とナヴィオー博士は説明する。

「この反応は、細胞のホメオスタシス能力を超える化学的・物理的・生物学的脅威が襲ってきたときに起きる。それにより、入手可能な資源と機能的能力とのあいだに代謝上の不均衡が生じ、それが細胞（機能）に一連の変化を引き起こす[4]」

この一連の細胞変化が、頭がぼんやりした状態や心身の能力低下、慢性炎症、解毒能力低下、そして最もよくある症状「疲労」の原因となるのだ。

そして、新たに発見されたミトコンドリアの細胞防御機能は、そうした状況において非常に大きな役割を果たす。もっといえば、この機能はミトコンドリアがエネルギー産生量を決める際の最も重要な要素だ。

ナヴィオー博士は次のように書いている。

「ミトコンドリアは代謝の輪の要にあって、500以上の異なる化学反応を統合する存在であり、細胞の化学的環境を監視しつつ制御する。ミトコンドリアが細胞に対する『危険』を感知すると、まず『ストレスモード』へと移行し、次に『闘争モード』に入って、エネルギーを産生するミトコンドリアの代謝機能の大部分をオフにする。……エネルギー産生と細胞防御は、同じコインの裏と表である……ミトコンドリアは、エネルギー産生と細胞防御の両方を同時に、100%の容量で行うことはできない[5]」


私たちのエネルギーレベルを本当にコントロールしているものは何かを知るカギがここにある。ミトコンドリアはエネルギー産生と細胞防御という二重の役目を負っているが、その両方を同時にこなすことはできないのだ。

つまり、あなたの体が防御モードに入ると、エネルギーモードのほうがおろそかになってしまうということだ。

ミトコンドリアは非常に感度のよい環境センサーだ。サンプルを集め、あなたの体の状態を確認しつつ、つねにこう問いかける。「私たちはいま安全な状態にあって、エネルギーをつくり出すことに集中していいのか？　それとも、攻撃下のストレス状態にあるのか？」

たとえば、こんなふうに考えてみるといい。誰かがあなたの家の外に毒ガスをまいたとする。そんな非常時に、「大丈夫、いつもどおりに過ごそう。窓を開けて新鮮な空気を入れ、あとから散歩にでも出かけよう」なんて悠長なことを言っていたらどうなるだろう？

生き残りたければ、すぐさますべてのドアと窓を閉め、家のなかにこもらなければならない。

これこそまさに、ミトコンドリアが脅威を感じたときに取る行動だ。ミトコンドリアは危険を感知すると、細胞をロックして、外部のものが侵入できないようにしたうえで、通常機能（エネルギー産生など）をオフにする。ナヴィオー博士の説明は次のとおりだ。[6]

「私たちが吸いこんだ空気、食べ物や飲み物から摂り入れた栄養素はすべて最終的にミトコンドリアへと運ばれ、私たちが動いたり考えたり働いたり遊んだりするのを助

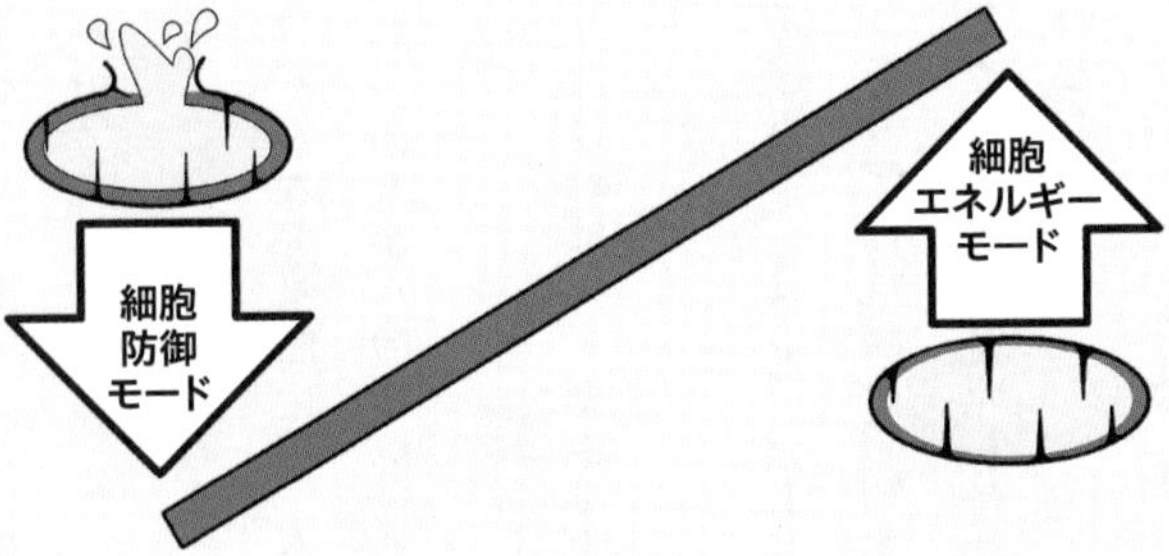

ける。

ミトコンドリアはつねに細胞の化学的環境を監視し、危険が起きたら即座に反応する。自らの活動を健康時の機能（エネルギー産生）から細胞防御モードへと切り替えるのだ。

戦争が始まったとき、細胞は人間が戦時に行うのと同じことをする。細胞危機反応が発動すると、細胞は国境を固め、隣人を信用せず、隣人との資源のやりとりを制限するのだ」

「だるさ」は細胞の防御モード現象

覚えておいてほしいのは、多くのミトコ

ンドリアが細胞危機反応に移行するほど、エネルギー産生モードにあるミトコンドリアの数が減ることだ。そしてミトコンドリアが細胞防御モードに入るにつれて、あなたの気分は悪化する。

これは白か黒かではっきり線引きできるものではないことにも留意してほしい。100％元気なエネルギーでいっぱいという状態もなければ、100％慢性疲労症候群で弱りきった状態もない。スイッチオン、スイッチオフで切り替えられる機能ではなく、調光スイッチのようなものだ。

だから、正しいインプットをたくさん受け取るほど、ミトコンドリアは「平時の代謝活動」ができるようになり、エネルギーを豊富に産生しようとする。そして脅威を感知すると、その脅威の度合いに従ってエネルギー産生を減らし、細胞防御に自らの力の大部分を回して「戦時の代謝活動」に入る。

この活動の程度によって、軽い疲労を感じるか激しい疲労を感じるかが決まる。

ではミトコンドリアは、エネルギーを大量に産生するか、エネルギー産生をやめるかをどうやって決めているのか？

答えは簡単だ。「自分がいまどんな環境に置かれているか」を判断し、それに反応している。

この答えでは抽象的でわかりづらい人もいるかもしれないので、個人の経験に当てはめて説明しよう。インフルエンザや風邪にかかって、具合が悪くなったときを思い出してほしい。そういうときに表れる大変な症状の1つに、疲労がある。

体中がだるくて、ふだんと比べてエネルギーがほとんどないように感じたのでは？これは、あなたの体が細胞危機反応モードに入ったことを示す典型的なサインだ。エネルギーがないと感じるのは、あなたの体がエネルギー産生のしくみの大部分をまさにシャットダウンしているからだ。

日常的によくあるこの単純な現象こそが、疲労を理解する大きなヒントになる。

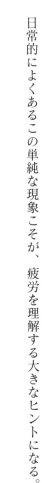

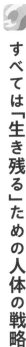

すべては「生き残る」ための人体の戦略

ストレスや危機（過酷な環境）のサインを受けると、体は生き残る確率を上げるためにエネルギー産生のボリュームスイッチを下げる。そうやって、細胞防御に向けて資源を確保しようとする。

この視点で考えると、疲労とはすなわち、過酷な環境下において生き残るための、力強く、賢く、適応力に富んだすぐれたメカニズムということになる。

また、過剰なストレスやがんばりすぎ、無理なエネルギーの需要に対処するためのすぐれた反応でもある。このモードに入れば、働きすぎてしまう傾向を抑え、体内の資源を回復や防御、細胞再生に回せるようになるからだ。

病気になったり、過剰なストレスを受けたり、がんばりすぎて睡眠不足のときに疲労を感じるのは、あなたの体が回復と再生に焦点を合わせ、健康を取り戻そうと努力する姿勢が自然に表れた結果なのだ。

これこそが疲労の正体だ。疲労とはつまり、エネルギー産生量が落ち、細胞が脅威から身を守らざるをえなくなった状態といえる。

以上をふまえて、自分の疲労の本当の理由と解決策を知りたいと思うなら、次の言葉をよく心に刻んでほしい。

あなたのエネルギーレベルは、ミトコンドリアが自らの置かれた環境をどう理解するかで決まる。

つまり、疲労を克服し、エネルギーを取り戻すためには、ミトコンドリアに「もう安全だからエネルギー産生を正常に戻して大丈夫」という信号を送ればいいのだ。

そのためにはまず、ミトコンドリアに信号を送っている私たちの環境や生活習慣にかかわる要因を理解し、そのうえで危険信号を排除して、よい信号をたくさん出すようにすればいい。

日常生活のなかで、ときどき立ちどまって自分に問いかけてみよう。

「私のミトコンドリアはいま、エネルギー産生モード？　それとも防御モード？」「この食べ物はミトコンドリアのエネルギーレベルを上げるもの？　それとも下げる？」

こうした質問をつねに問いかけることで、自分の体に意識を向ける能力が高められ、ミトコンドリアが必要とする食べ物を自然と選べるようになる。

ミトコンドリアの「過剰反応」を止める

ミトコンドリアは、炭鉱で危険を知らせるカナリアのような存在だ。あらゆる種類の脅威や危険、生物学的ストレス要因に、恐ろしく敏感に反応する。

その脅威には次のようなものがある。

・ウイルスや細菌による感染症
・重金属、殺虫剤、その他数千もの毒物
・体脂肪過多
・腸内毒素症やリーキーガット（腸管壁浸漏）などの腸の不調
・外傷や組織の損傷（たとえば日焼けなど）
・睡眠不足や概日リズム（体内時計）の乱れ
・心理的、感情的ストレスやトラウマ
・栄養不良
・がんばりすぎや運動のしすぎ
・不健康な食事

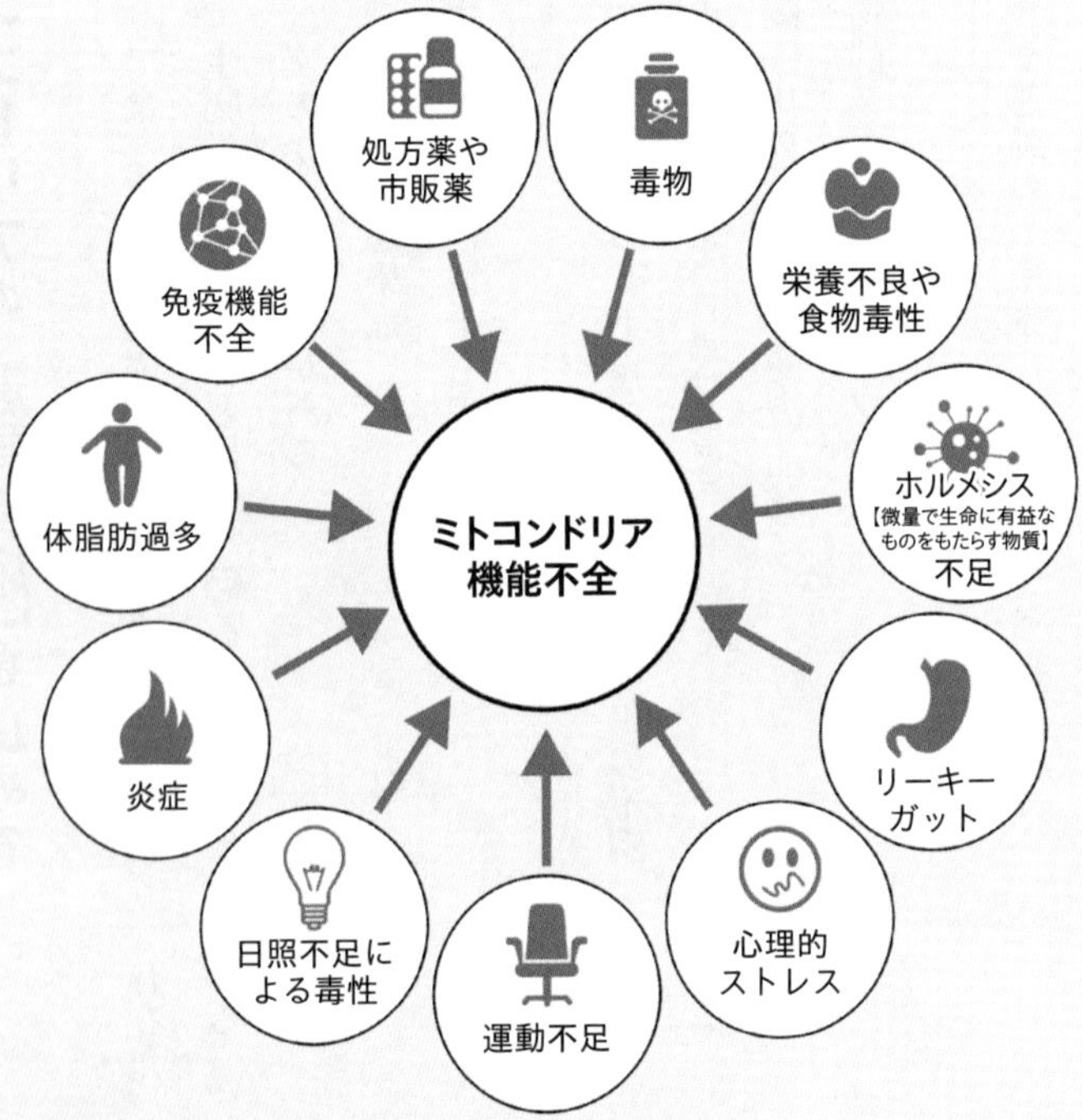
ミトコンドリア
機能不全
処方薬や
市販薬
毒物
栄養不良や
食物毒性
ホルメシス
【微量で生命に有益なものをもたらす物質】
不足
リーキー
ガット
心理的
ストレス
運動不足
日照不足に
よる毒性
炎症
体脂肪過多
免疫機能
不全

ではミトコンドリアは、これほど多岐にわたるさまざまなストレス要因をどうやって検知するのか？

それが比較的簡単にできるのは、ストレス要因が最終的に次の3種類の細胞への攻撃に集約されるからだ——つまり炎症、酸化ストレス、細胞破壊だ。

実質的にほぼすべてのストレス要因が、この3つの経路の1つ、あるいは複数を使って細胞にストレスを与えたり攻撃をしかけたりする。

たとえば、不健康な食事、微生物叢の質の低下、睡眠不足、過度の運動、体脂肪過多などはすべて、炎症の増加を引き起こす。炎症性サイトカイン（体内の炎症を誘発する分子）ができるとミトコンドリアは即座に反応し、それを「危険信号」と解釈する。

また酸化ストレスは基本的に抗酸化物質と反対の働きをもち、細胞内の酸化物質（フリーラジカル）が増えすぎて細胞に損傷を引き起こす状態をつくる。生物学的ストレス要因の大部分は、酸化ストレスを引き起こす。ミトコンドリアはこの酸化ストレスも即座に検知する。

また細胞は損傷を受けると、血流中にある種の化合物を放出する。これも「危険信号」として、ほかの細胞中にあるミトコンドリアに即座に検知される。こうした分子の存在こそが、「体がストレス下にある、または損傷を受けている」という信号を発し、ミトコンドリアを細胞危機反応へと導いて、エネルギーモードから防御モードへの切り替えを促すのだ。

不健康な食事であれ、睡眠不足や体脂肪過多であれ、概日リズムの乱れ、高血圧、心理的ストレス、その他どんな要因であれ、すべてのストレス要因は、体内で炎症性サイトカインや酸化ストレスや細胞損傷のマーカーを増やす。それを受けて、ミトコンドリアは防御モードへと働きを切り替え、エネルギー産生のボリュームを下げる。

これが疲労の根本にある原因だ。

多くのエネルギーを得るには、ミトコンドリアに危険信号を送っているストレス要因を減らし、脅威を取り除かなければならない。

目玉が飛び出るような高価な薬を飲んでもいいし、最先端の治療を受けることもできる。だが、あなたの環境や生活習慣のなかにある原因を取り除く、あるいは大幅に減らす努力に時間とエネルギーをつぎ込まなければ、どんな高額な治療をしたところでたいした効果は期待できないだろう。

「口にするもの」で細胞にアプローチできる

リアとニールとジャスミンの疲労を克服するために私が最初に提案したのは、栄養を意識した新たなプランだった。ほかの相談者の場合も毎回そうするように、彼らにもまずいちばん大きなストレス要因を1つ選んでもらい、その悪影響をなくすことに焦点を絞って、4~6週間にわたって食事の見直しを行う。

・リア――「食事時間」を変えただけで睡眠の質が変化

リアの場合は、まず概日リズムの乱れを正すことに的を絞った。つまり、カロリー摂取の重心を1日のうちの早い時間に移して、10~12時間の枠内で食事をし、カフェインの摂取は正午までに終えることにしたのだ。3週間のうちに、リアの睡眠時間は延び、寝つきもよくなり、エネルギーが湧いてくるのを感じるようになった。

次に、脳の働きを高めることに的を絞り、食事には週2回シーフードを取り入れ、毎日ベリーをボウルに1、2杯(150~300g)と葉物野菜をボウルに2~4杯(170~340g)摂ってもらうことにした。

3週間が経つころには、リアの睡眠の質はさらに向上し、集中力も上がって、エネルギーも確実に湧きつづけていると報告してくれた。

・ニール――「タンパク質摂取」を増やして2週間で4・5キロ減

ニールには身体組成の改善から始めてもらうことに決め、体脂肪を減らして除脂肪筋肉量を増やす努力に取りかかった。

ニールは約36キロの脂肪を減らす必要があったため、タンパク質の摂取量を増やすことに的を絞り、毎食および間食ごとに少なくとも30グラムのタンパク質を摂ってもらうことにした。また1日のうち2食は、きちんと調理した食事か、あるいは自然のままでほとんど加工せずに食べられる食材を摂ることとした。

最初ニールは、身体組成が解決策になると信じていなかったが、私は2週間でいいからその食事を続けるよう説得し、自分のエネルギーと気分の変化を記録するよう頼んだ。すると驚いたことに、**彼は2週間で4・5キロ体重が減っただけでなく、疲れ**

やイライラや不安をあまり感じなくなったと報告してくれた。

その2週間を乗り切ったことで、さらに2週間挑戦を続ける自信が生まれたニールは、これまでのプランに加えて1日1食か2食、食物繊維を多く含む野菜をたくさん食べるプランを取り入れることにした。

6週間後に再会したとき、ニールは9キロ以上も体重が減り、こんなに気分がいいのは数年ぶりだと教えてくれた。私たちはまた話し合い、1食あたりのタンパク質摂取量を35グラムから40グラムに増やすことにし、さらに睡眠の質の改善も少しずつ行うことにした。そのために食事の時間枠を設定し、食事の量を均等にして回数を減らすことに決めた。

・ジャスミン――「腸の回復」に成功
ジャスミンの場合、いちばん気になるのは腸の健康だ。ジャスミンはかなり長い間腸の不調に苦しんでいたため、まず1日1食、自然のプロバイオティクス(善玉菌を含む)食品を摂ることで腸内の善玉菌を徐々に増やすところから始め、さらにグルタミンのサプリメントを1日あたり15グラムずつ摂ってもらった。

最初の4週間、ジャスミンが試したのはこれだけだ。

その後、少しずつ調子がよくなってきたと報告があったので、次は1日の食事のうち1食か2食でデンプン（温かくても冷たくても可）を、そして2食で食物繊維の多い野菜を摂ってもらうことにした。

ジャスミンはそれから4週間、このプランを続けた。2か月が過ぎるころには、効果がもっとはっきりと表れはじめた。まだ100％とまではいかないものの、エネルギーは徐々に回復方向に向かい、腸の健康と内臓の活動も安定してきたようだった。

腸の健康は取り戻すのに時間がかかるため、ジャスミンにはもう数か月ほど腸活プランを続けてもらい、それから次のストレス要因である脳の健康の改善に取りかかった。

3 ミトコンドリアを「発生」させる

リアもニールもジャスミンも、一度に1つのストレス要因を取り除くことに集中し、1つか2つの栄養プランを2〜4週間行うことで、症状が著しく改善した。その後、別のプランを追加したり、ほかのストレス要因の解消に取り組めるようになった。

あなたにも、3人と同じような経験をしてもらいたい。

幸いなことに、世間で最もよく見られる細胞危機反応の原因に対処するには、ちょっとした行動と口にする栄養に気をつけるだけでいい。

毎日あなたが口にする食べ物は、ミトコンドリアに養分を与えるか傷つけるかのどちらかだ。養分を与える食べ物はエネルギーレベルを上げ、傷つける食べ物は破壊工作をしろという信号を出す。正しい栄養プランがなければ、自分が望む人生を生きるのに必要なエネルギーをつくり出せない。


これから本書では、世間で最もよく見られる細胞危機反応の要因を詳しく説明し、エネルギーを最大限に引き出すのにすぐ役立つプランを紹介していく。

概日リズムの乱れと睡眠障害、体脂肪過多と筋肉量の低下、腸の健康の不調と腸内毒素症、インスリン抵抗性と血糖値調節異常、ニューロン機能不良、主要ホルモンと神経伝達物質のアンバランス、栄養素毒性と栄養不良——これらが細胞危機反応を引き起こす要因で、ミトコンドリアの健康およびエネルギーレベルと密接にかかわり合っている。このひとつひとつに食事を通して働きかければ、生き生きとしたエネルギーを取り戻すことができる。

さまざまな要因がミトコンドリアにどんな影響を及ぼすのか、そしてどうやってストレス要因を減らし、より強くて健康なミトコンドリアを生み出すのかをお伝えしたいと思う。

よくない信号は消すことができる。

脅威とストレス要因を減らし、もう周囲は安全だからエネルギー産生をもとに戻して細胞危機反応のスイッチをオフにしようと、ミトコンドリアに思わせればいいのだ。

あなたのミトコンドリアを強化し、増やしていこう。さらに、「ミトコンドリア発生」と呼ばれるプロセスを通じて、ミトコンドリアを1からつくり出していこう。

そうすれば、いつかまた脅威が襲ってきたときに――そのときはいずれ必ず訪れる――より強く、しなやかで、エネルギーあふれるミトコンドリアがあなたを守ってくれるはずだ。

2章

「体内時計」を修復する

「深い睡眠」を体のすみずみまで効かせる

メーガンはぐっと涙をこらえた。43歳になる彼女は、いくら休んでも休めた気がしない。

「最後にぐっすり眠れたのがいつだったか、思い出せないくらい」と、最初のコーチング・セッションのときにメーガンは言った。

彼女はありとあらゆる「快眠のコツ」を試した。寝室の窓には遮光シェードをつけ、ベッドに入る1時間前にはスマホの画面から離れ、寝る直前20分は日記をつけたり、瞑想したり、ただ静かに座ってみたりする。

ところが、何一つとして効果がない。

毎朝5時45分に目覚まし時計が鳴ると、おそらく5時間ほどしか寝られなかったメーガンは、重い体をベッドから引きずり出す。3人の子どもたちのために使えるエネルギーも忍耐力もまったくない。頭はいつもぼんやりして、記憶力も満足に働かず、それでもつねに注意を怠らないようにしなければならない。

だがそうした数々の問題のせいで、弁護士補佐として働く彼女にとって、仕事はいっそうストレスだらけのつらいものに感じられた。夫との心のつながりも感じられなかったが、夫婦関係を修復するエネルギーも涸れ果てた状態だった。

「私のなかで、何かがものすごくおかしくなっている気がします。でも、それを直せる気がしないんです」とメーガンは言った。

3 「自然のリズム」が人体に深く影響する

多くの人が睡眠に問題を抱えている。

アメリカ睡眠医学会およびアメリカ睡眠学会によると、私たちには一晩につき7〜

8時間の睡眠が必要だという。それより少ない睡眠時間は健康に害を及ぼし、心血管や代謝、精神面での健康の悪化や、免疫機能と身体能力の低下、苦痛を引き起こすと言われている。さらに死亡リスクも増える。[1]

だが、アメリカの成人の約30%が、6時間以上の睡眠を取れていない。[2] つまり7500万人以上の成人が、十分な睡眠を取れていないことになる。また3人に1人が、寝つきが悪い、眠りが途切れる、眠っても疲れが取れない悩みを抱えている。[3]

現代人は健康な睡眠を取るのが非常に難しくなっていて、アメリカ人の20%が少なくとも1種類の睡眠導入剤を服用しているという。[4]

もちろん、みな眠りたくないわけではない。眠れないのだ。その原因は、**体内時計の機能不全**(いわゆる概日リズム調節障害)だ。

概日リズムは、健康で生き生きとした生活を楽しむための重要なカギとなる。近年、多くの研究が行われ、概日リズムがさまざまなものをコントロールする力をもつことがわかってきた。気分ややる気、体脂肪、代謝、ホルモンのリズム、神経伝達物質のバランス、細胞再生、睡眠の質、ミトコンドリアの健康——そのすべてが、エネルギーに大きな影響を及ぼすものばかりだ。

概日リズムを整えれば、次のような効果が得られる。

・深く途切れない睡眠（真夜中に目が覚めたり、寝つけなかったりしない）
・不眠症がなくなる
・穏やかな心
・気分の向上
・脳の機能の向上（頭がはっきりして、集中でき、創造性も上がる）
・心臓病や糖尿病、ガンのリスクが減る
・エネルギーがあふれ、1日中元気でいられる

私の相談者のうち、概日リズムが乱れている人の多くがほかの病気にも苦しんでいて、それらが疲労をいっそう悪化させている。

概日リズム調節障害は、現代の慢性疾患の原因としておそらく最も研究が進んでいる障害の1つだ。ある国際的な研究チームは、メタボリック・シンドローム（高血圧、高脂血症、高血糖、体脂肪過多を含むさまざまな症状群）の名称を「概日リズム・シンドロー

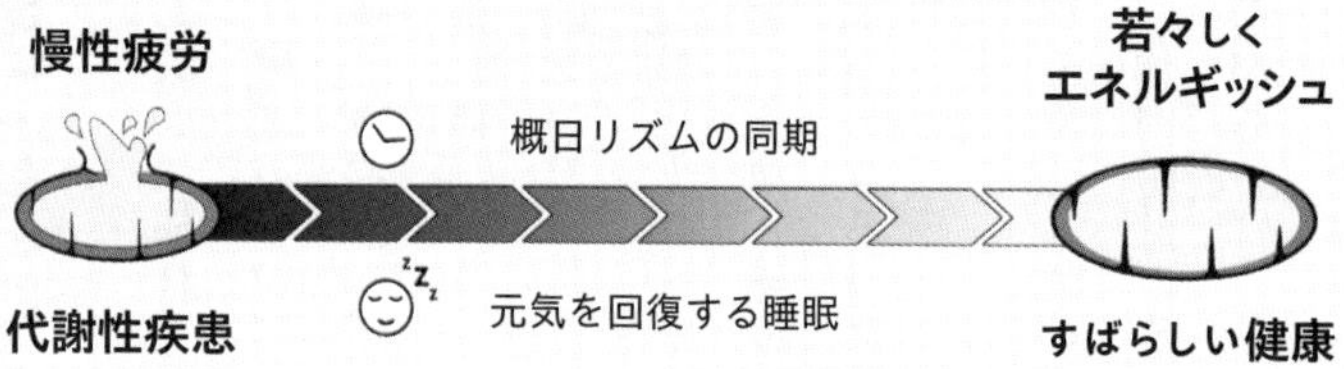

ム」に変えることを提案しているほどだ。[5]

また研究によると、最も一般的な健康問題のなかには、概日リズムの乱れと明らかにつながりのあるものも少なくないとわかっている。たとえば次のようなものだ。

・肥満[6]
・2型糖尿病[7]
・心血管疾患[8、9]
・神経変性疾患[10、11]
・精神障害[12、13]
・慢性的な低悪性度の炎症[14]
・酸化ストレス[15]
・ミトコンドリア機能不全[16]
・ガン[17]

3 「太陽」「気温」「運動」「食事」があなたの時計を決める

概日リズムがなぜ乱れているかを理解するには、少し時間をさかのぼる必要がある。私たちの祖父母、あるいはもっと前の先祖が生きていた時代と現代とでは、世界はずいぶんと違っているように思えるかもしれないが、1つだけ変わらないことがある。24時間ごとに、日が昇り、沈み、ふたたび昇るというリズムだ。

現代生活のせいで、私たちは24時間の太陽の周期とのつながりを忘れているかもしれないが、生物としての私たちの体はそのことを忘れていない。日の出と日没は、ホルモンや神経、行動が織り成すシンフォニーを指揮し、私たちの代謝と食欲、ストレスレベル、病気になるリスク、加齢、睡眠と目覚めのサイクル、エネルギーレベルを左右する。

光と闇が移り変わる外の世界と、私たちの内にある生化学の世界とのあいだにあるつながりが、体内時計あるいは概日リズムと言われるものだ。概日リズムには次の2つの構成要素がある。[18]

・脳の時計。これは視床下部の視交叉上核にあるマスタークロックで、環境からの外

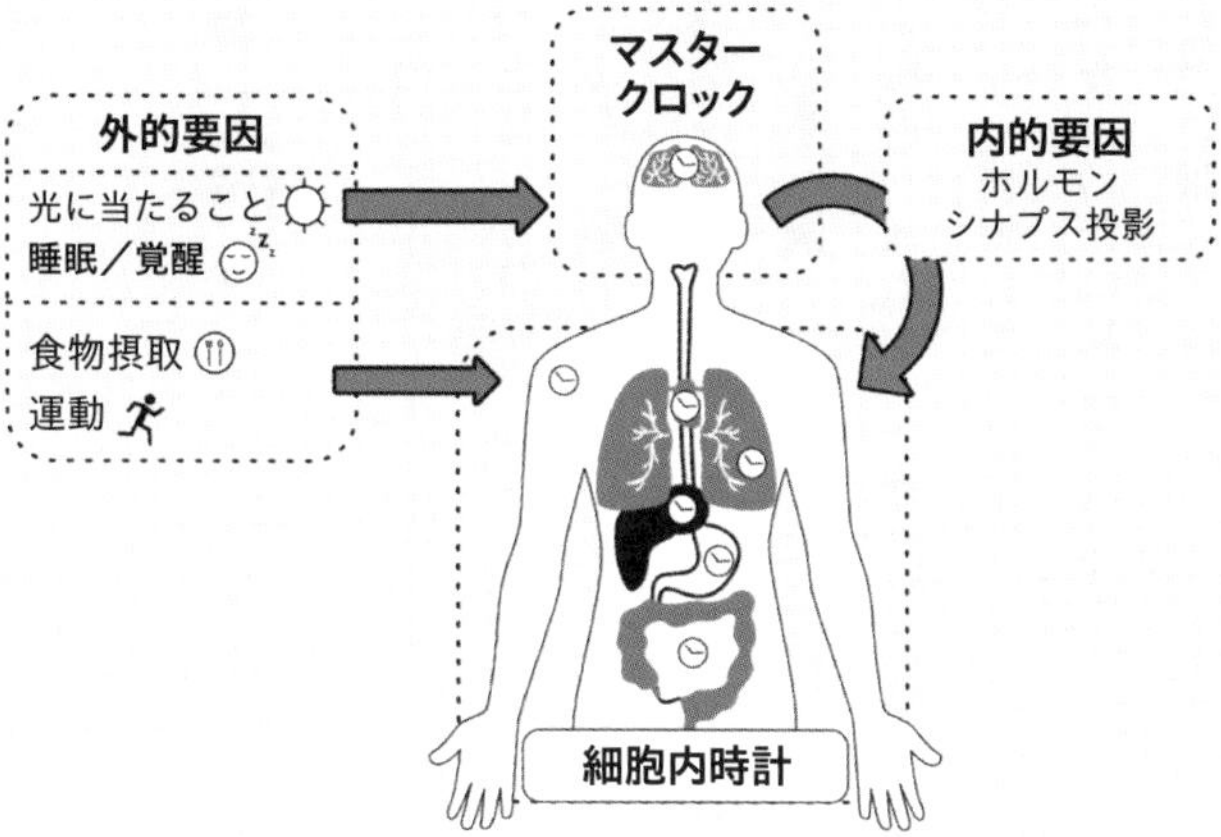

的信号を受け取り、ホルモンと神経伝達物質を通して体の反応を調整する。

・体の時計。これは組織や器官、脂肪細胞、消化管、筋肉組織内に存在する多数の時計で、細胞レベルで起きているプロセスを調整する。

私たちの脳と体に備わる時計は、一緒に働き、「エントレインメント（同調）」と呼ばれるプロセスを通して体内のしくみを外の世界と同期する。

腕時計の針を時間にあわせてセットするように、「同調因子《ツァイトゲーバー》」（ドイツ語で「時を与えるもの」の意）と呼ばれる外的・環境因子が、私たちの体内の生物学的時計をセット（つまり同調）する。

最も影響力のあるツァイトゲーバーは、光、気温、運動、食事などだ。

人間の「元々の設計」に近づく

このツァイトゲーバーは、それぞれ違う時計に影響を与える。たとえば光は脳のマスタークロックに大きな影響を与えるが、肌のようなほかの時計にはまったく影響しない[19]。同じように、食事は肝臓や膵《すい》臓といった消化器には強い影響力をもつが、マスタークロックにはそれほど影響しない[20]。

それぞれ働きは違うが、脳の時計と体の時計はつねに連絡を取り合っていて、私たちの概日リズムをつくり出し、睡眠／覚醒サイクルとエネルギーレベルを決めるのだ。

実際、睡眠とエネルギーは、概日リズムによりつながった、1枚のコインの裏表のようなものだ[21]。私たちの睡眠の質を決める最大の決定因子は概日リズムであり、どれほど深い眠りが得られたかによって、睡眠の量や質、どんな細胞再生プロセスが行われるか（あるいは行われないか）が決まる。

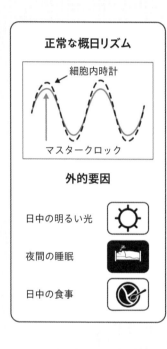

正常な概日リズム
細胞内時計
マスタークロック
外的要因
日中の明るい光
夜間の睡眠
日中の食事

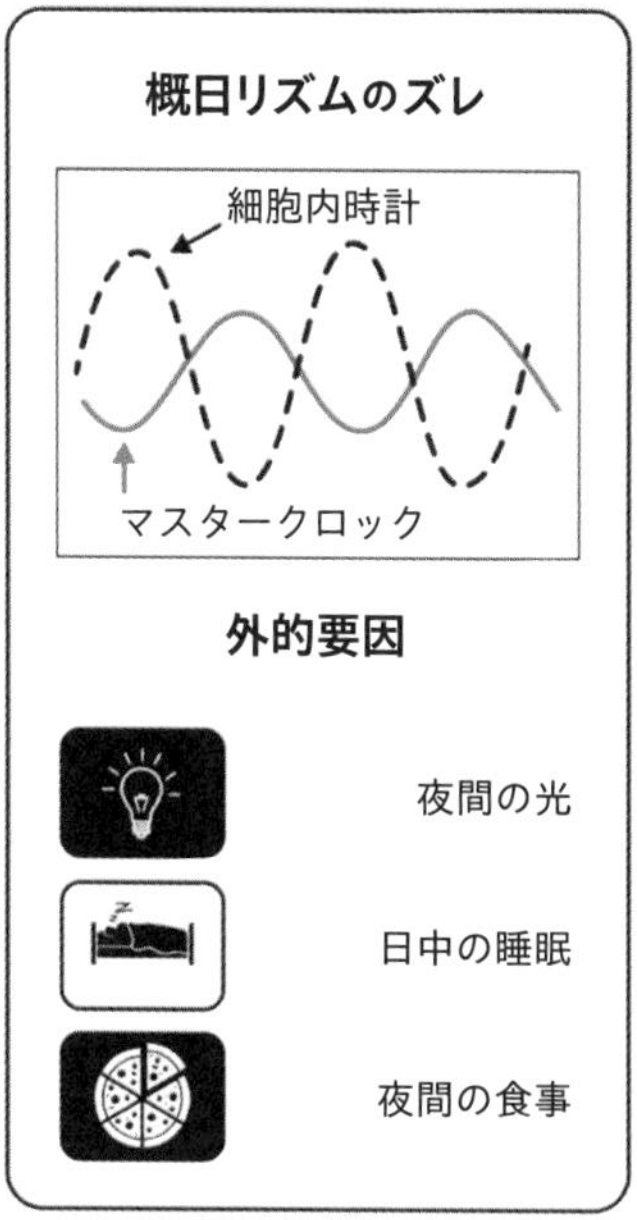
概日リズムのズレ
細胞内時計
マスタークロック
外的要因
夜間の光
日中の睡眠
夜間の食事

現代人が抱える最も大きな問題は、私たちの発する信号が、脳の時計と体の時計が同調することを前提として設計されているのに、現代社会はそういうふうにできていないということだ。

生物学的には、人の体は日の出・日没と同調するように――日の出とともに目覚め、日没とともに眠るように――設計されている。ほぼ1日中室内にこもり、日が沈んでからもさまざまな人工の光を見つめるようには設計されていないのだ。

日がまだ高いうちに食事をし、暗くなったら食事をやめてファスティング（断食）・サイクルに入り、夜中にがっつりした夕食を食べたりおやつを摂ったりしないのが、私たちのもともとの設計だ。

自然の24時間の昼夜サイクルから切り離されて暮らすと、脳の時計と体の時計に間違った信号が送られ、時計の設定がズレて「概日リズム調節障害」が起こる。

概日リズムの乱れは睡眠の質の低下につながり、体はいつ活動を終えて休息モードに入ればいいのか、いつエネルギーを補充し、警戒モードをオンにして目覚めればいいのかわからなくなる。

さらに、睡眠の質の低下もまた概日リズムの乱れにつながるため、あっという間に悪循環が完成。両方がお互いの足をひっぱりあいながら、さらなる疲労と苦しみのどん底へと引きずり込んでいく。

3 ミトコンドリアは「劣化」し、減る

脳の時計と体の時計の同期がズレると、概日リズムが乱れ、細胞の面からもエネルギーが奪われる。

・ミトコンドリアの劣化

概日リズムは、私たちのエネルギーを生み出すミトコンドリアを強く健康に保つのに欠かせないものだ。実際、研究によると、**概日リズムの乱れと睡眠の質の低下は、ミトコンドリアを劣化させ、疲労の直接の原因になる**とわかっている。[22]

一卵性双生児で行った研究によれば、一晩の睡眠時間が7時間以下で、睡眠の質もよくない一方と、7時間以上眠れて質のよい睡眠が取れているもう一方とでは、前者のほうが明らかにミトコンドリアが少なかったという。[23]

概日リズムがミトコンドリアに影響を与えるだけでなく、ミトコンドリアの働きも概日リズムに影響を与え、代謝の面で双方向のやりとりが行われている。

つまり、概日リズムの乱れとミトコンドリアの働きはどちらの側からも対処できる、ということだ。片方が改善すれば、もう一方もよくなる。これにより、不眠とエネルギー不足の悪循環を、深い眠りとエネルギーが循環する状態へと変えていけばいいことがわかる。

ミトコンドリアにも独自の概日リズムがあり、そのリズムに従って酸素の消費とエネルギーの産生を制御している。それが乱れると、ミトコンドリアは十分な力を発揮できなくなる。遺伝子操作により概日リズムをつかさどる遺伝子を取り除いたマウスの研究では、ミトコンドリアに広範囲にわたる損傷が生じ、次のような悪影響が表れた。

・酸素消費量とエネルギー産生量の減少[24、25、26、27、28]
・脂肪を酸化しエネルギー源として使う量の減少[29]
・明白に断片化した形態変化の減少[30、31、32]
・ミトコンドリアのタンパク質アセチル化の乱れ[33]

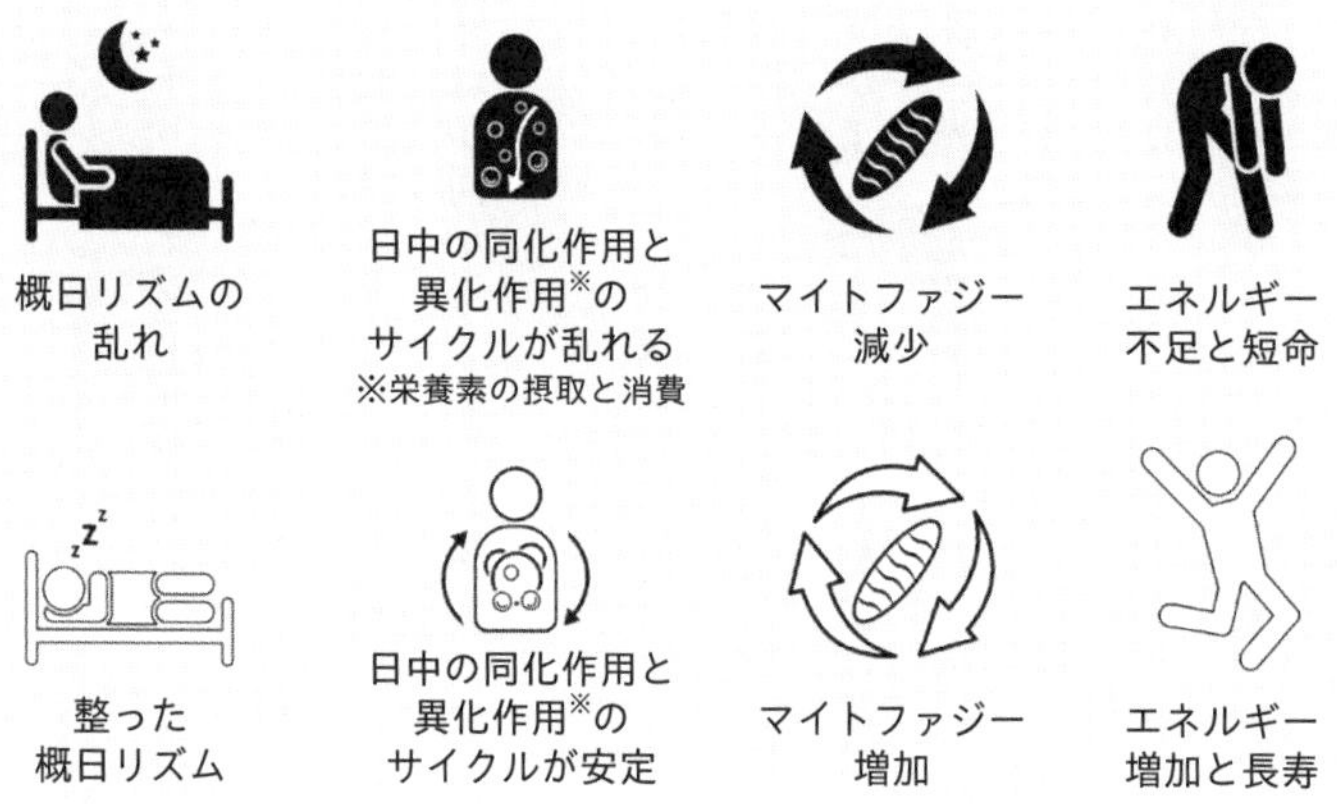

・ミトコンドリア内の酸化ストレスの増加[34]
・酸化ストレスによる損傷に対するミトコンドリアの抵抗力低下[35]
・ミトコンドリアのオートファジー（マイトファジーと呼ばれる）の減少[36]

ミトコンドリアの劣化はエネルギーレベルの低下につながるため、マイトファジーにはとくに注意を払う必要がある。

マイトファジーは、細胞内に健康なミトコンドリアをためておくために発達した重要なメカニズムで、損傷を受けて正常に働かなくなったミトコンドリアを排除し[37]、健康で丈夫なミトコンドリアから新しいミトコンドリアを再生する。損傷した古いミトコンドリアがたまって酸化ストレスやエネルギーレベルの低下、代謝性疾患を引き起こさないようにするため、マイトファジーというプロセスは欠かせない。

マイトファジーは睡眠中に起こる。だから十分な睡眠が得られないと、体に損傷したミトコンドリアがたまり、前日に損傷した満足に働かないミトコンドリアを使って次の日も活動しなければならなくなる。

それが何か月も何年も続くと、慢性的なエネルギー不足になってしまう。

・メラトニンの減少

メラトニンはよく「睡眠ホルモン」と呼ばれる。まさに睡眠を助けるホルモンだ。光がまったくない、あるいは非常に少ない状況になると、脳内のマスタークロックは青色光の光波がないことを感知し、松果体（これも脳内にある）にメラトニンの分泌を指示する。

夜更かしをして睡眠時間が少なくなると、脳と体でメラトニンが十分に分泌されなくなる。だが、それより重要なのは、**概日リズムの乱れも夜間のメラトニンの産生を大きく抑える原因になる**ことだ。場合によっては**70％もメラトニンが減少する**という。

メラトニンは「睡眠ホルモン」なだけでなく、強力なパワーを生み出す「エネルギー・ホルモン」でもある。

メラトニンの存在がそのままエネルギーアップにつながるわけではないが、このホルモンはミトコンドリアを健康に保つために欠かせない。メラトニンは、間接的にエネルギーを生み出すという点で、最も重要なホルモンといえる。

メラトニンには抗酸化特性があり、ミトコンドリアを酸化体や非常に有害なフリーラジカル[38]から守る役目も果たしている。フリーラジカルは増えすぎるとミトコンドリアに損傷を与え、エネルギーの産生に悪影響を及ぼす。

ミトコンドリアを健康に保ち、細胞を滞りなく働かせるために、私たちの体はビタミンCやグルタチオン、亜鉛や銅などのミネラルといった抗酸化物質を使ってフリーラジカルを除去する。

だが、大部分の抗酸化物質が一度に1つのフリーラジカルしか中和できないのに対し、メラトニンはほかの抗酸化物質と一緒になると相乗効果をもち、同時に複数のフリーラジカルを中和できるようになる。[39、40] 1つのフリーラジカルを中和して1つのメラトニンが失われると、代わりに3つの抗酸化物質が出現するのだ。[41]

また驚くべきことに、メラトニンはグルタチオン・ペルオキシダーゼ、スーパーオキシド・ジスムターゼ、カタラーゼといったほかの抗酸化酵素の産生と活動を増強する。[42]

おまけに、細胞膜を通り抜けてミトコンドリアの内部に到達し、ビタミンEやビタミンCよりも効果的にミトコンドリアを抗酸化作用により守るという特殊な能力まである。[43]

さらには、メラトニンのミトコンドリアを酸化ストレスから守る力は、人工の抗酸化物質と同等か、あるいはもっとすぐれているのだ。[44、45]

こうした要素やさらにほかにもある要因から、[46] メラトニンを真の「ミトコンドリアのための抗酸化物質」と呼ぶ研究者もいるほどだ。[47、48、49]

・脳の毒素浄化の阻害

あなたの脳が日々、考えたり体の動きを調節したりといった通常の働きを行うたび、有毒な老廃物が生じる。

だが深い眠りに落ちると、脳は「グリンパティック・システム」[50]と呼ばれるプロセスを通して、そうした老廃物をきれいに排出する。このグリンパティック・システムを効率よく動かすには、深く質のよい睡眠が欠かせない。

概日リズムが乱れて睡眠が不足すると、グリンパティック・システムは正常に機能しなくなり[51]、有毒物質が脳内にたまって神経炎症を引き起こす恐れがある。神経炎症は慢性的なエネルギー不足の原因として知られる病態だ[52]。

また有毒物質は、ミトコンドリアがエネルギーをつくり出すのを直接的にも間接的にも阻害する。

・ホルモン調節異常

概日リズムの乱れは、必ずホルモン異常を引き起こす。これが大問題なのは、ホルモンがエネルギーの産生に深くかかわっているからだ。

たとえば、「甲状腺ホルモン」は代謝と熱産生と成長に必要不可欠だ。だから甲状腺機能が低下すると（甲状腺機能低下症）、慢性疲労、体の痛みや脱力、体重増加、悪寒、便秘などの不快な症状が起きることが多い。

甲状腺ホルモンの代謝には概日リズムとパターンがあって、日中に最も代謝レベルが低くなり、夜間に最も高くなることが何十年も前から知られている。[53、54] だが睡眠不足になると、この自然なサイクルが失われる。[55] これはもちろん、代謝やエネルギー産生にとって非常によくない。

概日リズムの乱れは、「成長ホルモン」の放出にも影響を与える。成長ホルモンは、脂肪とグリコーゲン内にたくわえられたエネルギーを放出して、細胞の成長と回復を促すのに必須のものだ。

成長ホルモンが大幅に増えるのは、浅いレム睡眠中ではなく、[56] より深い徐波睡眠中。そのため、深い睡眠になかなか入れないと、成長ホルモンのレベルが低くなってエネルギーレベルも下がってしまう。実際、慢性疲労症候群に苦しむ人の成長ホルモン放出量は、疲れていない人と比べると半分ほどしかない。[57]

最後に、「コルチゾール」とのかかわりも大きい。コルチゾールは、毎朝ピークに達すると私たちを起こし、活動モードにさせるストレスホルモンだ。慢性的な心と体のストレスの大部分は、たとえ数十年続いていたとしても、[58] コルチゾールのレベルにはあまり影響を与えない。

だがコルチゾールのレベルが落ちていると信号がきちんと伝わらず、慢性的にコル

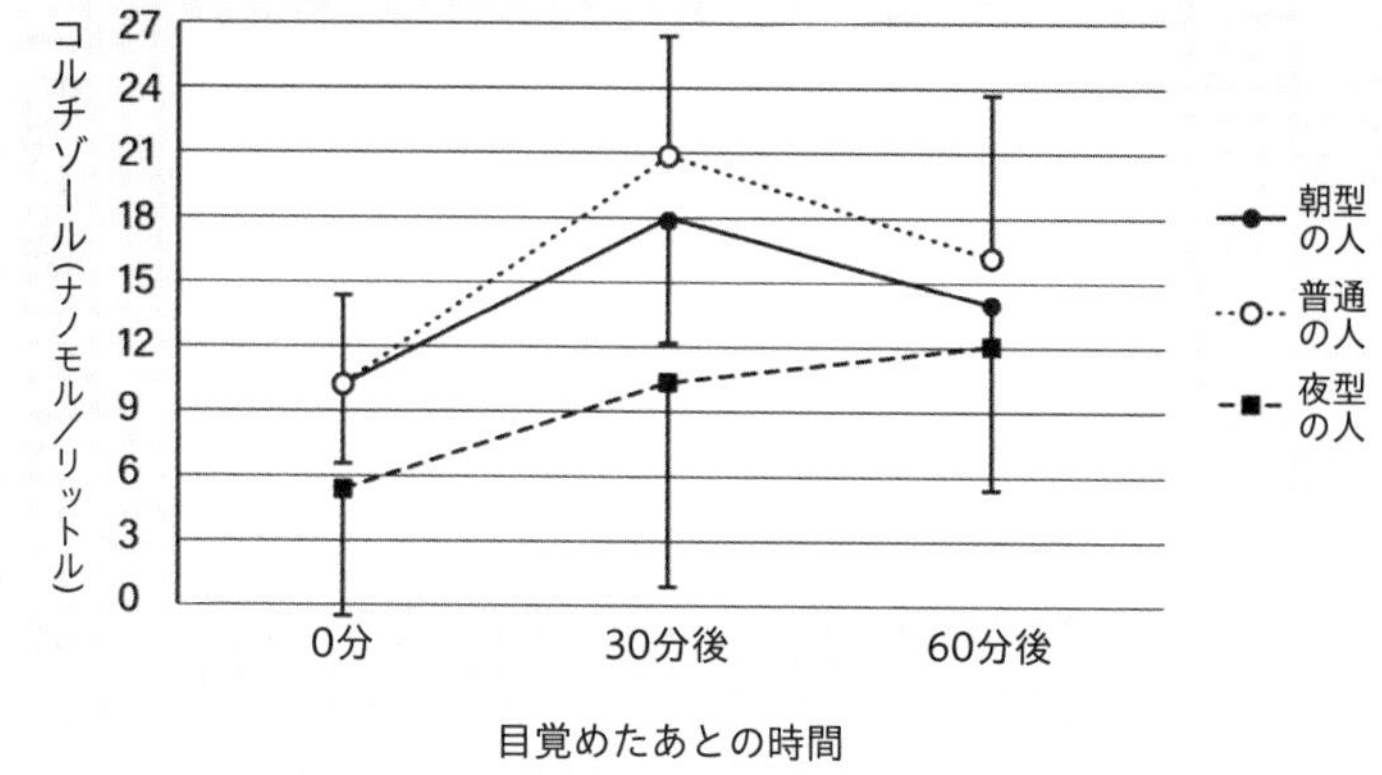

チゾールのレベルが高いと体が信号に慣れてしまう[59]ので、疲労が引き起こされることは間違いない。

さて、夜型の人には、ここからが大事な話だ。夜更かしして朝寝坊すると、朝のコルチゾールのレベルが通常より激減するという研究結果がいくつも発表されている。[60、61、62、63]

さらに、睡眠が足りなかったり、質のよい睡眠が取れなかったりすると、朝のコルチゾールのピークが低くなるという研究結果もいくつか出ている。[64、65、66]

睡眠に問題がある人を調査した研究では、普通の人より24%から43%もコルチゾールのレベルが低く[67]、「副腎疲労」と診断されるのに十分な状態を示していた。

「暗い空間」で眠らないと睡眠の質が下がる

脳の時計と体の時計を同期して、24時間の昼夜リズムに合った自然のサイクルに近づけるには、強固な意志をもって環境と行動を整える必要がある。

・遮光シェードを使って寝室を暗くする
・寝る1時間前に熱いシャワーを浴びるか風呂に入って体温を上げる
・寝る1時間前にパソコン、スマホ、テレビ等を消すかブルーライトをカットするメガネをかける
・寝る直前20分は日記をつけたり瞑想したりする

これらで睡眠衛生を向上させれば、体内時計をリセットして概日リズムを正すのにかなりの効果が得られるはずだ。

栄養についても同じことが言える。

メーガンの場合、睡眠衛生についてはそれまでの習慣を続けてもらった。遮光シェードを使う、寝る1時間前には電子機器の画面を消す、寝る直前20分は日記をつ

けたり瞑想したりする、夜熱いシャワーを浴びるか風呂に入る、などだ。

　それだけではメーガンの睡眠を正しいリズムに戻すのに十分ではなかったが、栄養面での改善をいくつかプラスすれば、彼女は不眠を克服できるとわかった。

3 同じものでも「食べる時間」で効果が変わる

　私たちの食事が概日リズムに与える影響を知るうえで、いちばん問題になるのは「何を食べるか」ではなく「いつ食べるか」だ。

　時間栄養学は食べ物と概日リズムとのつながりを研究する学問で、大きく次の4つのポイントがある。[68]

①食事の「時間枠」を決める
②食事を「摂る時間」を決める（「夜のカロリー」を減らす）
③1日のうち「早い時間」にカロリーを多めに摂る
④食事に「一貫性」をもたせる（「同じパターン」で食べる）

①食事の「時間枠」を決める

すべての動物は、食事と絶食を繰り返す生き物であり、そのサイクルは体内の細胞時計に信号を送って同期させる力をもつ。

人間は朝食、昼食、夕食の1日3食を摂る必要があると教えられて育つ。午前の半ばと午後の半ばにおやつを食べたほうがいいと言われる場合もあるので、一般的に1日5～6回の食事を摂っていることになる。

アメリカ政府が6万2000人以上の成人に対し食習慣について尋ねたところ、食事は1日3回と答えた人は60%だったが、90%の人が少なくとも1日1回はおやつを食べると答え、1日2回以上おやつを食べると答えた人は67%にのぼった。[69]

だが、概日リズム研究の第一人者であり、『The Circadian Code』（2022年）の著者サチン・パンダ博士がこの問題を研究して、驚くべき事実を発見する。博士は3週間のあいだ、被験者に食べ物の摂取を記録するスマホのアプリを入れてもらった。すると、最も食事回数の少ない被験者でも1日平均3・3回の食事をしており、**最も食事回数の多い人だと1日10・5回も食事をしていることがわかったのだ。**[70]

それより重要なのは、パンダ博士の研究に参加した人のうち、12時間の枠内にすべての食事をすませている人は10％もいなかったことだ。さらに、85％もの人の食事の時間枠（起きたあと最初の一口から寝る前最後の一口まで）は、13〜16時間という長さに及んでいた。

これはつまり、体内の器官や組織や筋肉内にある細胞の時計は、つねに消化活動を続けるよう信号を受け取っている、ということだ。

たとえばあなたが午前7時に朝食を食べはじめ、寝る直前の午後11時まで食べつづけたとする。思い出してほしいのだが、あなたの体の時計は絶えず脳の時計と連絡を取り合っているため、脳の時計も「体は起きている必要がある」という信号を受け取っている。

私もメーガンに1週間、食事の時間枠の記録をつけてもらったところ、ほぼ毎日14〜16時間の枠で食事していることがわかった。

この時間枠を短くするため、私たちは「時間制限食事法（TRF）」という方法を試してみることにした。これは、毎日の食事時間枠を10時間以内に抑え、その日の夕食から翌日の朝食まで少なくとも14時間は絶食するという食事パターンを実行する方法だ。

食物摂取を1日のうちのなるべく短い時間枠に限定し、夜のあいだに長めの絶食時間を取ることで、私たちの体内では活発な活動が起きて、エネルギーレベルが大幅に上がる。つまり、体の時計と脳の時計を同期させることで、概日リズムが健康な代謝活動を助け、豊富なエネルギーを産生できるようにするのだ。この方法は、健康な概日リズムを取り戻すのに欠かせない基本プランだ。[71]

動物実験では、時間制限食事法が心臓代謝関連疾患の発生を防ぐデータが多数報告されているし、[72]人間についても同じような効果があるという研究結果が年々増えつつある。[73、74、75]また、たとえ栄養過多状態であっても、この食事法がミトコンドリアを若々しく保つのに役立つと示すデータもある(現代人のほとんどはつねに栄養過多状態だ)。[76]

実際、すべての食事を6~10時間の枠内で摂ることで、概日リズムが整い、さらに身体組成、血糖管理、インスリン感受性、酸化ストレス、エネルギーレベルなどの改善にもつながるという研究がいくつも発表されている。[77、78、79、80]しかも、ふだん食べている食事の内容を変えることなく、その結果が導き出されているのだ。

メーガンの場合、最終的には食事の時間枠を10時間にするのが目標だったが、まずは12時間を目指してもらうことにした。私はコーチングの相談者にアドバイスする際、

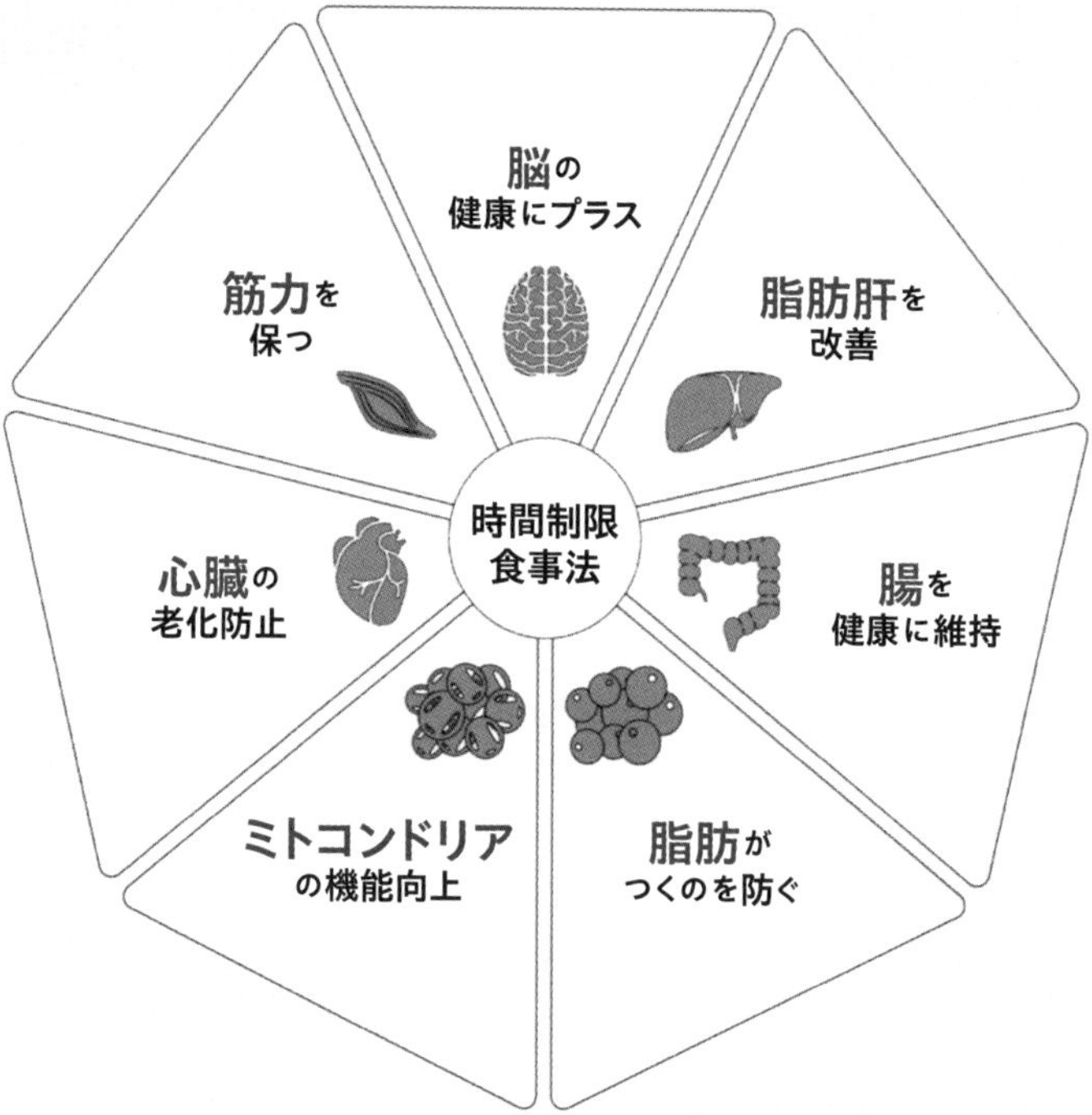
脳の
健康にプラス
脂肪肝を
改善
腸を
健康に維持
脂肪が
つくのを防ぐ
ミトコンドリア
の機能向上
心臓の
老化防止
筋力を
保つ
時間制限
食事法

最初は12時間の時間枠を勧めることが多い。大幅な修正の必要がなく、長期にわたって続けられる現実的な目標だからだ。

私はメーガンに、午前7時から午後7時、午前8時から午後8時、午前9時から午後9時の時間枠からどれか1つを選んでもらった。メーガンは午前7時から午後7時の枠を選んだ。

彼女はふだん午後6時から7時のあいだに夕食を食べていたので、それより夕食が遅くなるのは避けたかった。そうすると朝食は午前7時というかなり早い時間に食べることになるが、もう少し時間制限食事法の枠を厳しくしても大丈夫（つまり時間枠を短くしてもいい）なら、朝食時間を遅らせることもできる。

メーガンにはこのプランを1か月試してもらい、うまくいってもっと時間枠を短くしてもいいと思うなら、そうしてもらうことにした。「焦らなくていいですよ」と私は念を押した。「12時間の時間枠で食事をして調子がいいなら、そのまま続けてください」

私は相談者にはつねに、8時間から12時間のあいだの時間枠を試してもらい、それで自分の体がどんな感じになるかを観察して、生活スタイルにいちばん合う時間枠を決めてもらっている。最初はみな、どの時間枠が自分に合うかわからないので、比較的やりやすいプランから始めるのがいいという考えだ。

私の相談者が最初に試す時間枠は、次の場合が多い。
・午前8時から午後6時
・午前9時から午後6時
・午前9時から午後5時
だが、朝早くに朝食を食べられない人もいるので、たとえば午前12時から午後8時というように、1日のうちの遅い時間に食事の時間枠をずらす場合もある。

理想的とは言えないが、その人の状況に合わせて実行できるし、朝に時間を取れない人に、朝食を無理強いするつもりはない。あくまでも、自分が楽しんで守れるような食事の時間枠を設定するよう心がけてほしい。

最後に、1つ確認したい。時間制限食事法はインターミッテント・ファスティング(断続的断食)ではないので、1日1回しか食事をしないといった極端なルールはない。6〜10時間の食事の時間枠のあいだなら2〜4回の食事を摂ることができるので、食べる量を制限する必要もない。

②「夜のカロリー」を減らす

平均的なアメリカ人は、午前中に1日のカロリーのうちの25％以下しか摂っておらず、午後6時以降に37・5％、午後9時以降に12％を摂っている。[81] つまり、私たちはカロリーの50％近くを夜に摂っているわけだが、これは大問題だ。エネルギーレベルを下げてしまう原因になる。

私たちが食事をすると、消化管の内壁にある腸内分泌細胞から、神経伝達物質とペプチド【訳注／タンパク質が分解されて複数のアミノ酸が結合したもの】とホルモンが絶え間なく放出される。代謝の健康とエネルギーレベルは、これらの消化管の信号が、日中に脳から出される適切な信号に合わせてきちんと働くかどうかにかかっている。[82]

夜になるとこれらの信号が変化する。したがって、食べる時間が遅くなればなるほど、ますます信号が乱れて体の時計と脳の時計にズレが生じ、睡眠の質が落ちる。動物を使った実験では、食事のタイミングを変えて、寝ているはずの時間に食事を摂らせると、肝臓やその他の体の時計のもつ概日リズムが脳から切り離されてしまったという。[83、84]

夜勤で働く人たちにも、不適切な食事時間のせいで同じような問題が起き、肥満や代謝機能不全がかなり多くなっている[85、86]。

こうした仕事がはらむ危険は、アスベスト環境下での労働や、農薬を散布する農家の仕事のような発ガン性物質にさらされる仕事とは異なる。だが、職業そのものが発ガン性をもつと判断されているのは、夜勤労働だけだろう[87]。

また、夜に食事をすると脂肪が増え、エネルギーレベルが下がるという研究結果もある。マウスに肥満につながる食事を与えても、食事時間を昼間の活動時間のみに限定すれば、代謝機能不全（脂肪増加）や概日リズムの乱れは起きない[88、89、90]。

概日リズムを整えて睡眠の質を向上させるには、どうすればいいか。それには食べる時間を決めることが何よりも大事だと、研究結果が教えてくれる。

いつ食事をするか――それが私たちの概日リズムを整え、眠りの質を向上させ、健康的な体重を維持しつつ、エネルギーを生み出してくれるのだ。

③1日のうち「早い時間」にカロリーを多めに摂る

夜に食べすぎるとエネルギーレベルがダメージを受けるのとは逆に、食事の大部分を日中の早い時間、つまり朝食と昼食で摂ると、健全な代謝活動が進み、代謝能力が向上するといったエネルギー面での利点が期待できる。[91]

ある研究によると、午前中にたっぷりと朝食と昼食を摂ってカロリーの大部分を摂取したほうが、1日3回均等にカロリーを摂取した場合に比べて、脂肪の酸化が大幅に進み、食欲も減少するという。[92]

また朝食と昼食を多めに摂ったほうが、1日3回均等に食べた場合よりも、概日リズム遺伝子の発現が活発になってコルチゾールなどのホルモンを制御する自然な概日リズムが増強され、朝にピークを迎えて夜に低下するリズムが整うと示すデータもある。[93]

1日のうちの早い時間に食事を多めに摂ると、体は毎朝起きたときに自然とエネルギーが高まるよう準備するようになる。

私はメーガンになるべく早い時間にカロリーを多めに摂ってもらいたいと思い、朝食と昼食は多めに摂り、午後半ばに軽いおやつを食べ、夕食はごく軽めにするという提案をした。

メーガンは仕事も忙しく、世話が必要な子どもたちも抱えている。だから、「このプランを週7日ずっと続けること！」といった厳しいルールを押しつけたくはなかった。その代わり、先ほどの食事の提案を週3日、1か月続けてもらい、その結果を見て次のステップを決めることにした。

理想を言えば、毎日、1日の食事のほとんどを朝食と昼食で摂るのが最高だが、毎日の生活には崩せないスケジュールもあって、思いどおりにいかないこともある。午前中に食事のほとんどをすませるのがどうしても無理なら、それにとらわれすぎなくて大丈夫。もっとストレスの少ない、実現できそうな目標に集中しよう。

④「同じパターン」で食べる

時間栄養学の4つめのポイントは、食事のスケジュールに一貫性をもたせること。私たちの概日リズムは、この先起こるできごとを予測して動くため、食事の時間を予期し、それに合わせて代謝反応とホルモンを調整しようとする。[94]

たとえばある研究によると、ふだん朝食を食べている人が朝食を抜くと、昼食時に血糖コントロールが悪化するが、ふだんから朝食を食べない人には代謝の問題は起きないという。[95]

メーガンは食べられるときに食事をすることが多く、ほとんどは出先で、時間も決まっていなかった。

そこでメーガンには、昔ながらの食事3回、おやつ1回のスケジュールを決めてもらうことにした。カレンダーに食事の時間を書きこんで食べるのを忘れないようにし、食事への意識を変えてもらった。

もちろん、スケジュールをきちんと守るのが簡単でないことは、わかっている。日々の生活には何かと邪魔が入りがちだ。それでも、なるべく毎日同じ時間に食べるようにすることは、概日リズムを整えるのに大きな効果を発揮する。

ここでも大切なのは完璧を目指すことではなく、新しい習慣を確立することだ。

3 「タンパク質」が睡眠を深くする

主要栄養素(タンパク質、炭水化物、脂肪)のそれぞれが睡眠に与える影響について調べた研究が、日に日に増加している。

コロンビア大学の人間栄養学研究所および医学部のマリー＝ピエール・サントン

ジュ博士が、11件の臨床研究を比較して食事が睡眠に与える影響を調べたところ、次のような所見が得られた。[96]

・炭水化物が多めの食事を摂ると、レム睡眠に向かう際に徐波睡眠（深い睡眠）に入りやすく、毎晩眠りに落ちるまでの時間が短くなる傾向にある
・タンパク質が多めの食事を摂ると、夜中に目覚めることが少なくなる傾向にある
・寝る前1時間以内に可消化性炭水化物【訳注／消化されてエネルギー源になる炭水化物＝糖質のこと】を摂ると、寝る4時間前に食べたときに比べて、睡眠の質が低下する
・夕食を抜いたり、1日のうちの早い時間に食べたりしても、睡眠に悪影響は与えない

こうした結果を見ると、「いつ食べるか」と「何を食べるか」の組み合わせが、睡眠の質や概日リズムを大きく左右することがわかる。

大まかに言うと、昼食または夕食にはタンパク質が多めの食事とともに、全粒の穀物・豆類・野菜のようなゆっくり消化される炭水化物を摂る（ただし寝る前数時間以内に

は食べない）のが、深い回復をもたらす眠りのコツだ。

メーガンは鶏肉やターキーの挽き肉、サケやタラといった魚などのタンパク質をよく食べていた。

そこでちょっとしたチャレンジとして、毎食時（とくに夕食）に必ずタンパク質を摂ってもらうことにした。3人の子どもを抱えていると、夕食は手早く簡単にすませられるもの――パスタだったり、トルティーヤにチーズをはさんで焼いたチーズ・ケサディーヤだったり――になりがちだ。だからメーガンに必要な栄養素を摂ってもらうには、厳しい戒律を与えるよりも、楽しいチャレンジ気分で挑戦してもらうのがよさそうだった。

私は、昼食と夕食には、手早く簡単にできて、しかも子どもが喜ぶようなレシピを試してみるよう提案した。たとえばステーキとフライドポテトとトマトサラダ、メキシカン・スタイルのチキンスープ、ベビーホウレンソウにプルドチキンとカレー粉で炒めたミックスベジタブルを載せてレーズン・コリアンダー・ミントライムヨーグルトドレッシングをかけたサラダ、チキンソーセージと野菜とクリーミーポレンタなどだ。

9 「お酒」は睡眠に害しかない

最後に、メーガンとはアルコールの話もした。メーガンは大酒飲みではないが、週に2、3回、子どもたちが寝たあとにグラス1、2杯のお酒を飲むことがあった。

アルコールはたしかに緊張をほぐしてくれるが、睡眠にはあまりいい影響は及ぼさない。急性の摂取でも慢性的な摂取でも、また「つきあいでの飲酒」も含めて、積み重なると（1日あたり2〜7杯、ビールなら1杯355ミリリットル、ワインなら1杯148ミリリットル、蒸留酒なら1・5ショット、あるいはその組み合わせ）メラトニンが15％から40％減少し、さらに多量のアルコールを摂取すると睡眠を大幅に阻害する恐れがある。[97、98、99] またアルコールは睡眠の質に重大な悪影響を与え、睡眠障害を引き起こす。[100]

私はメーガンにアルコールをきっぱりやめるよう勧め、もしもそんな極端なことはできないなら、週1回、1種類、多くても2杯までにすることを提案した。

あなたにも、同じことをおすすめする。睡眠と概日リズム調節障害に悩んでいるなら、アルコールは完全に断ったほうがいい。どうしても1杯飲みたいときは、夜でもなるべく早い時間に飲むようにしよう。

3 「カフェイン」は寝る6時間前まで

私たちの脳には、疲れを引き起こす「アデノシン」と呼ばれる分子がある。アデノシンは脳のなかで特定の(アデノシン専用の)受容体と結びついて眠りをもたらす信号を伝え、日中にアデノシンが受容体と結びつくほどに眠気信号がたまっていく。

だがカフェインを摂取すると、カフェインがアデノシンの受容体と結びつくため、アデノシンが受容体と結びついて信号を送り出す仕事が妨げられる。[101] このため私たちは、目が覚めて気が立ち、エネルギーが補充されたように感じる。[102]

つまりカフェインは、私たちが疲れたと感じるまでの時間を長引かせているのだ。カフェインが消失しないかぎり、アデノシンはふたたび受容体と結びつくようにならない。

状況によっては、カフェインは短時間でエネルギーを補充できる手段として役に立つ。たとえばワークアウトの最中に体力や持久力を向上させたいと思うならぴったりだ。[103、104、105、106]

だが、午後遅くや夜に摂取すると、カフェインは問題を引き起こす。睡眠の質を悪化させるからだ。ある研究によると、寝る前6時間以内に摂取したカフェインは睡眠を妨げ、さらにカフェインを摂取した時間が寝る時間に近づくほど悪影響は増加した。[107]複数の研究により、カフェインの半減期——体内に入ってから効力を失うまでの時間——は、人によって3時間半から8時間までの幅があることがわかっている。[108]

さらに、カフェインはほんの数日続けて摂取しただけでその効果に耐性がつくため、[109、110]同じエネルギーアップの効果を得るために、より多くのカフェインを摂らなければならなくなる。つまり、あなたのエネルギーレベルはカフェインがないと上がらなくなり、精神的にも身体能力的にも落ちこんでしまう。

私はメーガンと相談して、カフェイン摂取量を大幅に減らしてもらうことにした。これまでの彼女は、朝のジョギングを終えたらまずコーヒーを1杯、昼食前にもう2杯、午後のあいだにさらに1杯か2杯、遅いときには午後4時か4時半ごろまで飲んでいた。

そこで、徐々にカフェイン摂取量を減らすために、まず午後2時以降はコーヒーを飲まないようにしてもらった。

これを1週間続けてから、次に2週間かけて、1日4、5杯のコーヒーを2、3杯に減らしていく。その次は、丸1日コーヒーを飲まない日をつくってもらい、週末にノーコーヒー・デイを設定してもらった。カフェインを断つと頭痛が起きることがあるため、ほかの依存症の場合と同じく、やめるときはゆっくりと体を慣らしていくことが大事だ。

科学的根拠にもとづいてアドバイスすると、カフェインの摂取はたまにならOK。ただし、週に数回、集中力を必要とする重要な会議やプロジェクトに参加するときのように、特定の目的に絞って摂取すること。

またカフェインを楽しみたければ、最後に飲む時間にも十分に気を配ることが重要だ。睡眠の質が落ちている人ほど、カフェイン摂取は早い時間に終えたほうがいい。できれば、**正午から午後4時までには飲むのをやめるようにしたい**。

とくに、疲れがひどい人ほど睡眠の問題を抱える場合が多いので、遅い時間にカフェインを摂るのはやめておこう。

「一度試して終わり」はあまりにもったいない

メーガンはこの栄養プランを2か月続けた。目標を守れない日もあったが、少しずつ睡眠の質が向上しているのを感じ、途中で目覚めることなくぐっすり眠れる日が増えていった。

最終的に、メーガンは体中にエネルギーが湧いてくるのを感じ、頭もさえて集中できるようになり、子どもたちや夫や同僚と気持ちよく過ごす余裕をもてるようになった。

私の相談者は、たいてい1週間もあれば効果を感じはじめるが、なかには1、2か月かかる人もいる。

私が提案するのは、1回試しておしまい、という場当たり的なプランではない。まったく新しい食事のパターンと食べ方を取り入れ、それまでとは異なる栄養学の習慣を身につけることで、脳の時計と体の時計をリセットし、一生にわたって続けられる概日リズムをつくり出すことなのだ。

さらにこのプランを実行すれば、エネルギーレベルが高まるだけでなく、心臓病、糖尿病、神経疾患、ガンなどの病気にかかるリスクも低くなるうれしい副作用がついてくる。

チェックリスト

さあ、脳の時計と体の時計をセットし直して、よりよい睡眠とエネルギーを手に入れる挑戦を始めよう。

次に挙げる項目は、この旅を始めるにあたって大きな助けになるだろう。

まず、栄養学的なプランを、これまでの相談者に効果があった順に並べてみた。最初のプランから始めて、1つずつ試してみたいと思う人は、そうしてもらってOKだ。

もちろん、好きなところから始めてもいい。まずカフェインの摂取量を抑えるところから始めたい人は、それでかまわない。

この新しいプランを生活のなかに取り入れやすくするため、各項目をいくつかの段階に分けた。それぞれの段階を、少なくとも2週間は続けること。

だがその段階、またはその項目がどうもしっくりこないと感じるなら、あるいはもう少し長く続けて自分の日課のなかにしっかり組み込みたいと思うなら、納得のいくまでいまの段階を続けてから先に進もう。

1つの項目で自分の目指すレベルに達したら、次の項目にチャレンジするというように、このプロセスを必要なだけ繰り返していく。

どの項目から始めても、日記をつけて眠りのパターンを記録してほしい。毎朝起きたら、その日の眠りの質と朝のエネルギーレベルを1から10の段階で評価する。何か変化があったら必ず記録し、この毎日の睡眠とエネルギーの段階評価を活用して、日々の歩みの分析に役立てよう。

□食べ物とカロリーのある飲料の摂取を「一定の時間枠内」に収める

□全カロリーを12時間から14時間のあいだに摂取する
□全カロリーを10時間から12時間のあいだに摂取する
□全カロリーを6時間から10時間のあいだに摂取する

□夜間または寝る直前に「食べ物」と「カロリーのある飲料」を摂取しない
□午後10時までに食事を終える
□午後9時までに食事を終える
□午後8時までに食事を終える
□午後7時までに食事を終える

□「午前中〜午後」に（つまり朝食と昼食で）カロリーの大部分を摂取する
□午後3時までに1日のカロリーの約30％を摂取する
□午後3時までに1日のカロリーの約50％を摂取する
□午後3時までに1日のカロリーの約70％を摂取する

□「食事の時間」を固定する
□1日1食は毎日同じ時間に食べる
□1日2食は毎日同じ時間に食べる
□1日3食とも毎日同じ時間に食べる

□夕食時に「可消化性炭水化物」の摂取を制限する
□週に2、3日は夕食時に可消化性炭水化物を摂らない
□週に4、5日は夕食時に可消化性炭水化物を摂らない
□週に6日以上は夕食時に可消化性炭水化物を摂らない

□「アルコール摂取」を制限する
□週に2、3日、酒は一晩1杯までにする
□週に4、5日、酒は一晩1杯までにする
□週に6日以上、酒は一晩1杯までにする

□午後と夜の「カフェイン摂取」を減らす
□16時以降カフェインは摂取しない
□14時以降カフェインは摂取しない
□12時以降カフェインは摂取しない

3章

「脂肪」を燃やす

毎週0・6キロ燃焼する

体重に関する話題はデリケートだ。

恥ずかしく思ったり、ムッとしたり、気分を害したりする人も多い。太っている人は――それが多少太めな程度にせよ、かなりの肥満にせよ――そのことを自覚している。自分の重さを日々感じているからだ。

相談者からたびたび、こんな残念な話を聞かされる。長年にわたって、ありとあらゆるダイエット法を試してきた。パレオダイエットにカロリー計算法、低脂肪ダイエットや低炭水化物ダイエット。

最初は結果が出るが、長続きしない。贅肉《ぜい》も疲れもたまる一方なのに、次どうしたらいいかわからない……。

クリスティーナもそんな状態だった。

最初に会ったとき、彼女は38歳になったばかりで、以前のような健康とエネルギーを取り戻そうと、ここ1年がんばっていた。食物依存からの回復途上にあり、セラピストと一緒に不安とうつの克服にも取り組んでいた。カロリー計算法で、体重は約4.5キロ落ちていた。

過去1年のあいだに、体重に関しては着実にいい方向に向かっていることをクリスティーナは実感しており、健康状態もよくなっていた。

だが、なぜか疲れが取れず、エネルギーも安定しない。1日か2日、絶好調だったかと思うと、その後1週間、いや下手をしたら2週間以上、エネルギーが涸れてスランプに陥る状況だ。

「すごくつらくて、何もする気になれなくて、ベッドから起きあがれない日が続くんです……でも、本当はベッドから動きたくないんですけど、それも無理なんですよね。

仕事もあるし、家族の世話もしなくちゃならないし」とクリスティーナはこぼした。

自分を苦しめているいちばんの問題は、体重が減らないことと、それによる気分の落ち込みだと、クリスティーナは感じていた。13キロぐらいは落としたいというのが彼女の希望だが、かなり難しそうだった。

最初の子どもが生まれたあと、クリスティーナは9キロほど太ったが、食事療法と運動で比較的早くもとに戻した。本当の問題が始まったのは、2人目の子どもを生んでから。妊娠中に約11・3キロ太っただけでなく、出産後は体重の増減を繰り返すようになったのだ。

「カロリー計算法から低炭水化物ダイエットまで、いろんなダイエット法を試しました。いったんは体重が落ちるんですけど、そのあとリバウンドして……ダイエットする前より2キロから5キロ、ひどいときは7キロ近くも増えるんです」

「もちろん、もっと痩せたいですが、痩せてもキープできないんじゃないかと不安でしかたないんです。それに疲れもひどくて、ダイエットをやり抜くエネルギーが湧いてこないんです。もっと身軽になって、エネルギーあふれる生活を取り戻したいのに」

クリスティーナは深いため息をついた。「でも、もう本当に、どうしたらいいのか……」

思いがけない「太り」の原因

クリスティーナは、数百万人もの現代人を悩ます体重の問題を的確に語ってくれた。アメリカでは成人の３人に１人が肥満、さらに３人に１人は肥満気味と言われている。つまり、３人中２人は健康体重を維持できていないのだ[1]（ＷＨＯおよびその他の健康関連機関の大部分が定義しているところによると、肥満はＢＭＩ値が30以上、肥満気味は25以上）。

クリスティーナのエネルギー不足を解消するカギは、身体組成の改善にあった。身体組成を構成する要素は次の２つ。

・**除脂肪体重**（筋肉と骨と水分の量）
・**体脂肪量**（体内にたくわえられた脂肪の量）

除脂肪体重と体脂肪量の理想的なバランスについて、はっきりした定義はない。しかし、体脂肪が多すぎたり筋肉量が少なすぎたりすると、体全体の健康やエネルギーレベルに悪影響が出るのは確かだ。

身体組成はいま、世界中で問題になっている。私たちの身体組成のより正確な計測値を、代謝の健康を示すマーカーと照らし合わせると、アメリカの成人のなんと90％が「体脂肪過多」で、体に悪影響を与えるほどの脂肪をたくわえている、と指摘する研究者もいる。[2]

だから、先に進む前に1つ言っておきたい。体脂肪のつきすぎで悩んでいるとしても、決しておかしなことではない。

現代社会は基本的に「肥満をもたらす」社会だ。つまり、現代に生きているだけで、大部分（70％以上）の人は肥満気味になるよう運命づけられているのだ。

理想的な身体組成を維持できる人よりも、体脂肪過多になってしまう人のほうがはるかに多い。肥満を誘発する現代の環境下で、私たちの体につく余分な脂肪は、進化の計画を覆そうとしている環境が生み出した自然の副産物なのかもしれない。

しかし同時に、現代社会には脂肪のつきすぎた人を否定し、非難する傾向もある。私はそういうことだけはしたくない。

私の目標は、体脂肪と筋肉量に対する見方を変えることだ。本書の目的は、気軽に始めやすいプランを提示して、あなたに力を与えること。そのプランを通じて体脂肪を減らし、筋肉を増やし、理想的で健康な身体組成を維持する手助けをすること。

そして、疲れて何もやる気が起きない体を、エネルギーあふれる体に生まれ変わらせることだ。

「18の合併症」のリスクが高まる

体脂肪が多すぎたり筋肉量が少なすぎたりすると、健康面でもエネルギーの面でもリスクがあることは事実だ。

肥満によって、18の合併症の発症リスクが高まると言われている。その合併症に含まれる代表的な病気には、次のものがある。[3]

・2型糖尿病

肥満の合併症発症リスクの高さ(対肥満なし)
89件の研究のメタ分析

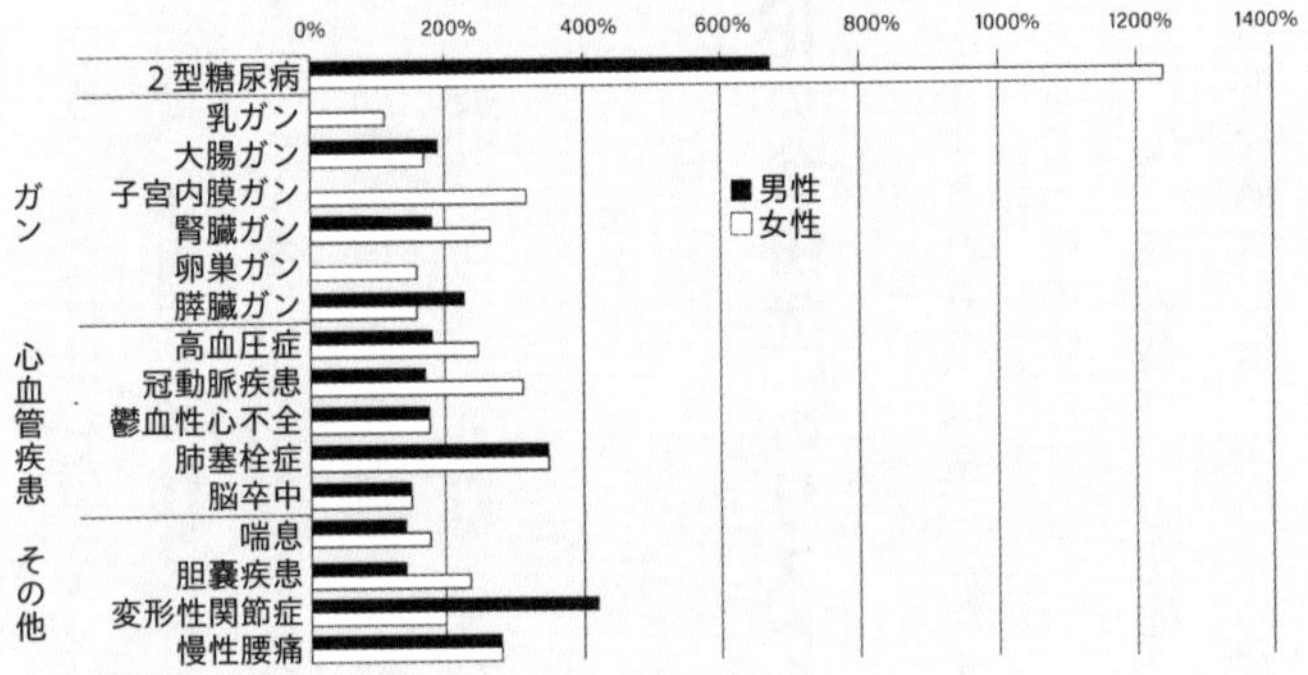

・高血圧
・脳卒中
・心不全
・変形性関節症
・さまざまなガン

世界的には、肥満はすべての死因の5%を占めており、肥満体型の人の半分近くが肥満そのもののせいで亡くなっている[4]。肥満による死因のうち最も多いのは心血管疾患で40%を占め、2番目に多いのは2型糖尿病で10%、3番目に多いのがガンと慢性腎臓疾患でそれぞれ5%となっている。

また、肥満は財政的にも非常に大きなコストがかかる。過剰な体脂肪によりもたらされる健康上の負担は世界中で増加の一途をたどり、そのコストは総額約2兆ドル（約270兆円）、全世界の国内総生産の2・8％を占める。[5]

これはタバコが世界にもたらす損害額や、武力闘争・戦争・テロリズムがもたらす損害額に匹敵し、ドラッグ・労働災害・大気汚染・母子の栄養不良・危険な性行為による損害を合わせた額に等しい。

アメリカだけでも、肥満に対する年間医療コストは3400億ドル（46兆1508億円）にのぼり、全医療コストの28％を占める。[6] また、肥満体型の人は普通体重の人に比べて医療コストが42％多いことがわかっている。[7]

疲労を感じやすく「活力」が12％低い

さらに、身体組成によって生活の質が変わる研究結果も多数発表されている。8件の研究と4万3000人以上を対象にしたメタ分析によると、体重が増えるにつれて身体健康関連の生活の質は下がるという。[8]

エネルギーレベルでいうと、肥満体型の人は普通体重の人に比べて、疲労を訴える

割合が40%高く、活力が7%から12%少ないことが、研究で明らかになっている。[9,10]

これまで多くの健康関連の役所や業界が「肥満との戦い」を標榜してきたが、その考え方はさらなる巻き添え被害を生み出しただけだった。人々は食べ物に異常に夢中になったり、摂食障害を起こしたり、自己嫌悪に走ったり、ストレスを抱えたりといった健康被害に悩まされるようになったのだ。

だから、肥満と戦うのはもうやめにしよう。その代わり、健康な身体組成を取り戻し、私たちの体を修復することに力を注ごう。

自己嫌悪に陥るのではなく、自分の身体組成が病気になるリスクを高め、生活の質を下げ、エネルギーレベルに悪影響を与えていることをきちんと認めよう。

それだけで大きな違いが生まれる。健康状態がよくないのは、体のなかで起きているさまざまな変化が、理想的なエネルギーあふれる状態を遠ざけているせいなのだ。

3 脂肪をため込んだ細胞は死ぬ

私たちは、食べすぎたときには「エネルギー中毒」から自分を守るメカニズムとして脂肪をたくわえ、断食や飢餓のときにそのエネルギー貯蔵庫にためたエネルギーを使うという能力を進化させてきた。

しかし、脂肪を安全にたくわえておく能力には限りがある。

脂肪細胞はエネルギーを取り込むと、サイズがふくらむ。だが風船に空気が入りすぎると破裂してしまうように、脂肪細胞も脂肪を取り込みすぎると死んでしまう。

だからつねに余分な脂肪を取り込みつづけていると、脂肪細胞はそれに対応できなくなって、きちんと働かなくなり、炎症を起こす――それは脂肪細胞が自らの死を避けるためだ。その結果、軽度の炎症が慢性的に発生した状態になり、次の3つの要因から疲労を引き起こす[1]。

①脳内の神経伝達物質と報酬系回路を変える
②ミトコンドリアの機能不全を引き起こす
③睡眠を妨げ、概日リズムを乱す

体内に炎症が起きると、私たちの体はエネルギーレベルを下げて、「休息と回復」に向かおうとする。

炎症とは、体内で何か異常(感染症や傷)が起きていて、その異常に全力で対処するため、体がエネルギーを温存しようとしている証だ。まず特定の分子が送り出されて、ドーパミンやセロトニンなどの気分や身体活動、やる気を制御する神経伝達物質の働きを止める。[12、13、14]

進化の歴史のなかでは、病気にかかったりケガをしたりした人は、休息して回復を待つしかなかった。だが、現代社会に生きる私たちの体のなかでは、軽度の炎症がつねに起きている。つまり私たちは、24時間ずっと脅威にさらされているも同然なのだ。[15、16]

病気になったときのことを考えてみてほしい。疲れて、何もやる気にならない。気分が落ち込み、頭がぼんやりして集中できない。こうした症状は、まとめて疾病行動と呼ばれる。[17]

慢性的な軽度炎症はミトコンドリアの機能不全とエネルギー産生量の低下を引き起こすことが、膨大なデータで証明されている。[18、19、20] これはあまりよくない知らせだ。私たちの体は、必死に働く免疫系を助けるために、大量のエネルギーをミトコンドリアから送り出さなければならないからだ。[21、22]

テキサス大学MDアンダーソン・ガンセンターのタマラ・ラコート博士が最近発表

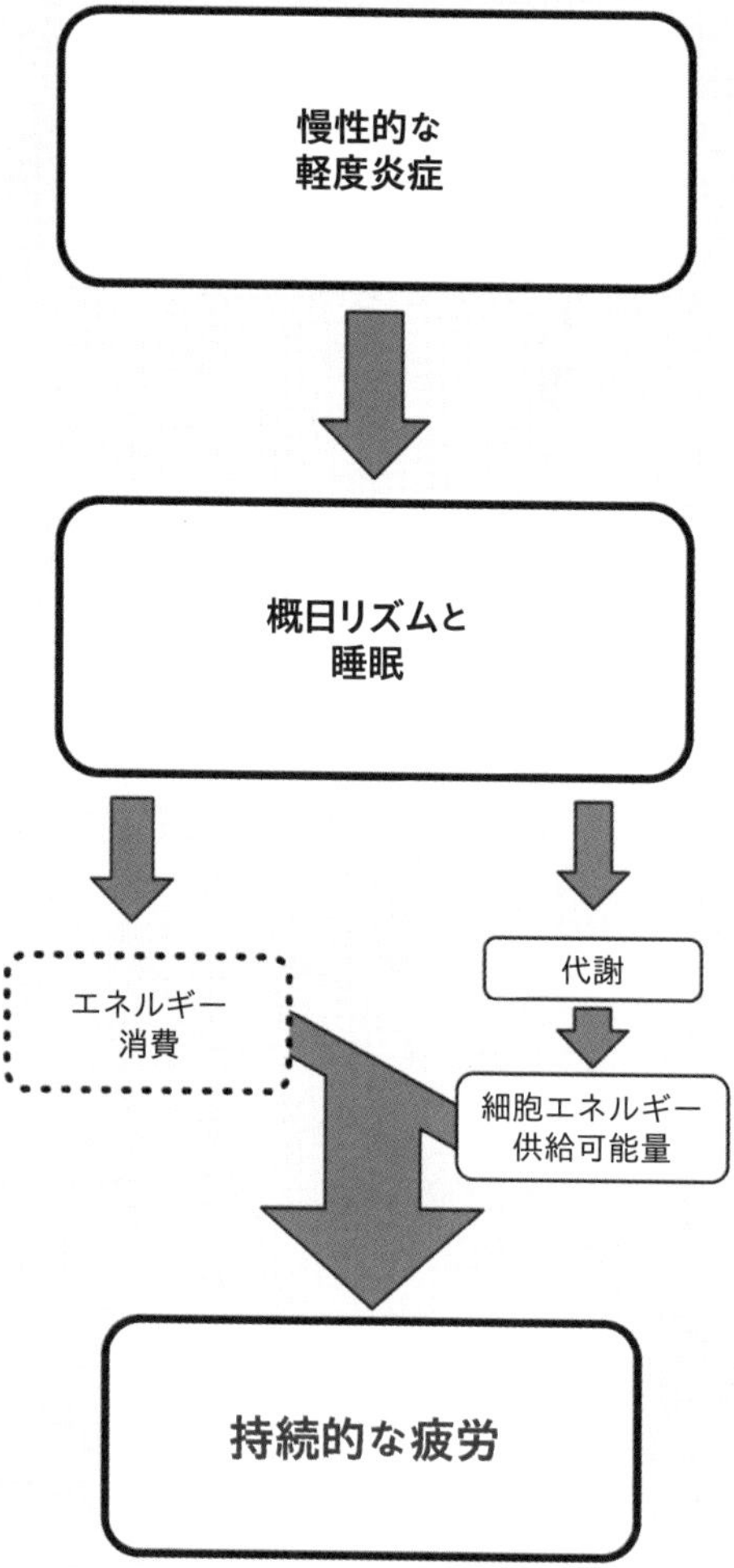
慢性的な
軽度炎症
概日リズムと
睡眠
エネルギー
消費
代謝
細胞エネルギー
供給可能量
持続的な疲労

した説によると、慢性的な疲労はこの細胞エネルギーに対する体からの要求と、供給可能な量とのバランスが崩れることによって引き起こされ、そのまま続くという。[23]

ラコート博士は、疲れを引き起こすもう1つの要因に気づいた。概日リズムと睡眠の乱れだ。

体脂肪のつきすぎは、睡眠障害や睡眠持続時間の不足などを含む、睡眠の質の低下と関係する。[24] 睡眠不足と概日リズムの乱れもやはり軽度炎症を引き起こしたり、すでに体内に存在する炎症を増幅させたりする可能性があり、そのせいで炎症によってもたらされる疲労も強まるのだ。[25、26]

3 筋肉が「代謝のカギ」である

体重の話をするとき、最も人の注目を集めるのはもちろん肥満と肥満気味に関する話題だ。しかし、痩せすぎや筋肉不足も、私たちの体とエネルギーに同じくらいよくない影響を与える。

32か国で実施された189件の研究データを集約した過去最大規模の研究によると、

35年以内に死亡する絶対リスク(%)

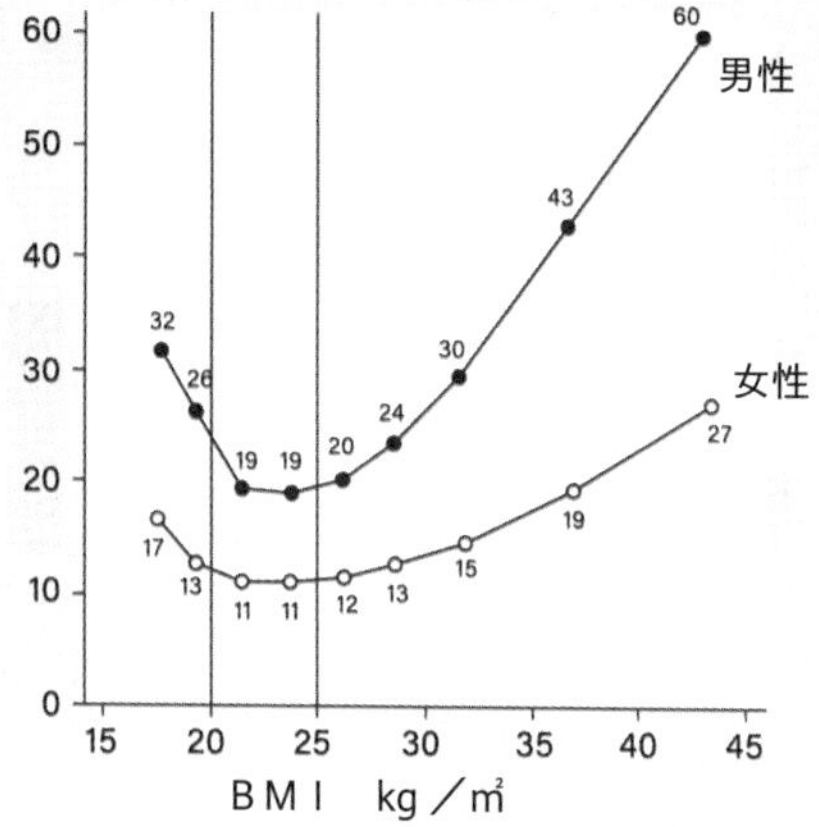

痩せすぎの人の死亡リスクは、体脂肪のつきすぎている人と同じくらいだったという。[27]とくにBMIが20より少ないと、死亡リスクはBMIが30より多い人と同程度まで増えることがわかった。

この研究によれば、BMIが20以下に下がると死亡リスクは増加し、男性では体脂肪率15%、女性では体脂肪率25%の人と同程度になった。[28]

誤解のないように言っておくと、痩せすぎの人の死亡リスクが上がるのは、筋肉量と体力、機能性が落ちることでケガや死亡の確率が増えるからで、体脂肪が少ないからではない。だから、健康的なアスリートや活動的な人の体脂肪が少なくても、問題

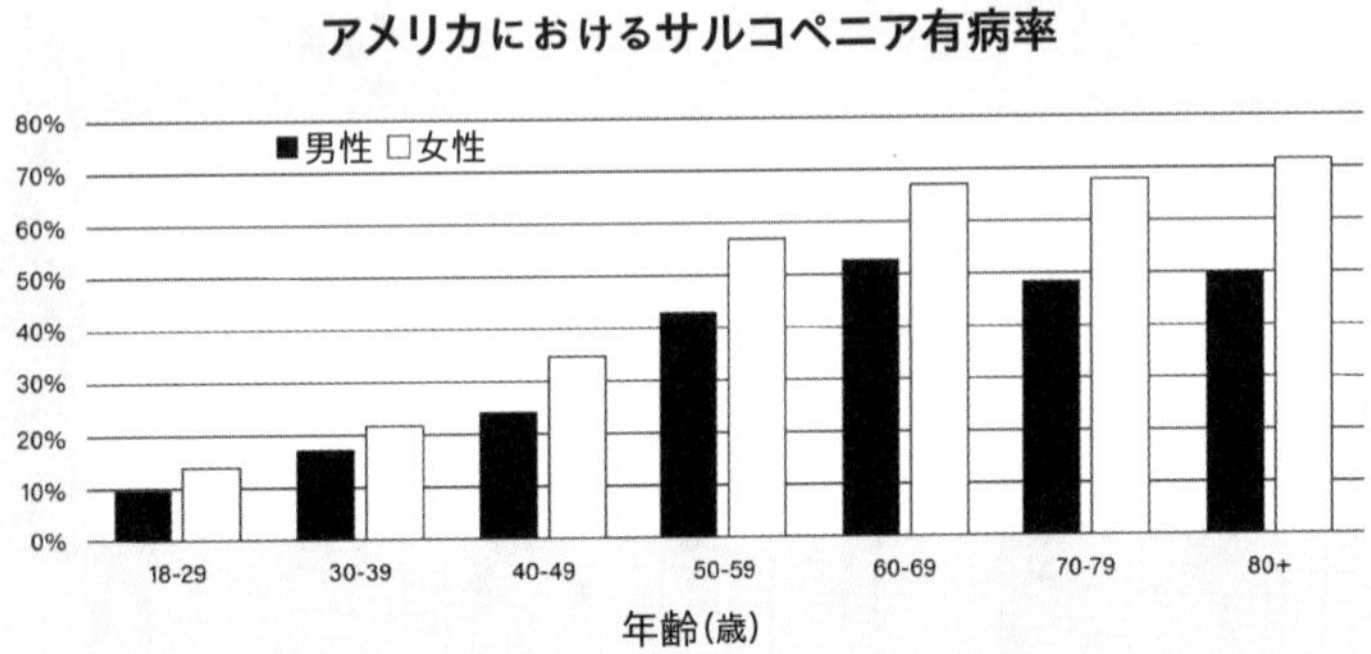

ない。

筋肉は代謝を制御するカギであり、さまざまな慢性疾患の予防に欠かせない。[29、30]だが、かなりの割合の人たちが「サルコペニア」という状態に陥っている。サルコペニアは筋肉量が減少して体力が落ち、身体機能が衰える状態だ。[31]

アメリカでは50代以上の半分以上、中年の20〜35％、若い成人でも10人に1人がサルコペニアに苦しんでいる。[32]

体を動かし、健康な代謝を維持するには、筋肉が必要だ。筋肉組織の量が少ないと、体が必要とするエネルギーをミトコンドリアが十分に産生してくれないため、疲れやすくなり、1日を元気に過ごすのが難しくなる。

要するに、身体機能の衰えと筋肉量の減少は疲労と密接に結びついているため[33]、疲労を和らげたければ筋肉量を増やせばいいということだ[34]。

典型的に「6か月」で停滞期に入る

健康な身体組成とエネルギー復活に向かう道は、迷うことのない一本道だ。体脂肪を減らし、筋肉をつければいい。

適度に体重を減らせば、生活の質が上がり身体機能が高まることが、いくつかの研究で証明されている[35、36、37]。

減量の程度が生活の質にどんな影響を与えるかを調べた研究によると、減量度合いが増すにつれて、生活の質にも大きな向上が見られることがわかった[38、39]。

肥満体型の人が10週間の減量食プログラムを忠実に実行すれば、身体および精神の健康、身体機能、やる気、体の痛み、そして社会的機能にいたるまで、あらゆる面で向上が見られるという[40]。

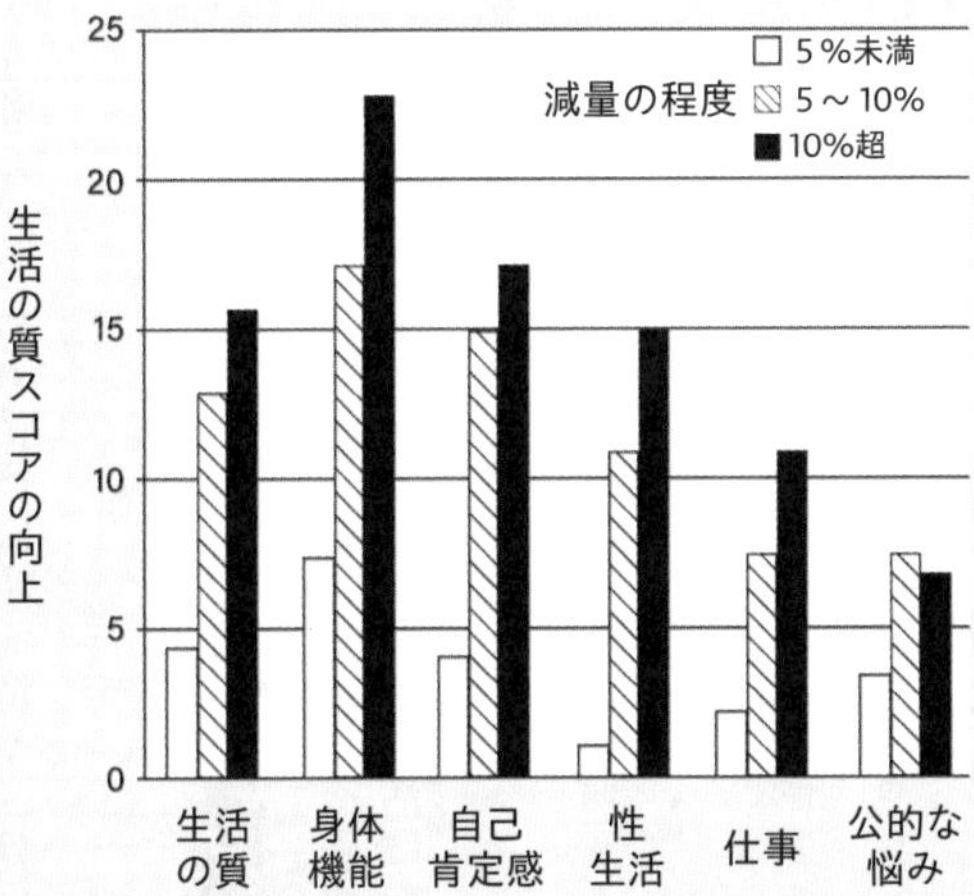

私に相談にくる人の多くが、「減量に苦労しているんです」と話す。

だが実はそれは、100％真実とは言えない。みんな減量の方法は知っているし、もう何回も挑戦している。難しいのは、減った体重をキープすることだ。

体脂肪を減らす減量の旅に乗り出した人はたいてい6か月まではうまくいくが、そこで停滞期にぶつかり、体重が戻りはじめる[41]。

この停滞期は、減量方法が運動でも、食事法や置き換えダイエットでも、大幅なカロリーカットまたは体重を減らす薬を使ったとしても、必ずやってくる。

「脂肪減」だけをねらう

クリスティーナを最も苦しめていたのも、この停滞期だった。「余分な体脂肪を落とす方法は、君もよくわかっていると思う」と私は彼女に穏やかに伝えた。「1年で4・5キロ落とすなんて……実にみごとな滑り出しだよ。食物依存症のセラピストにアドバイスを受けているんだって？　すばらしい！　そういう手段を実行した君は、本当にすごい。さて、ここからはこれまでのプランを組み立て直して、変化をキープできるプランを定着させていこう。今度は減量を目指すのではなく、体脂肪の減少と筋肉の増量に的を絞った、新しい身体組成をつくっていくんだ。私たちが目指すのは、一時の流行でも、過激な制限を強要するダイエットでもない。正しい栄養学的ツールを使って、君の体内の感覚を改善し、エネルギーレベルを上げることだ。そうすれば、体重計の目盛りもおのずと変わっていくと思うよ」

私はクリスティーナのために、毎日挑戦してもらう栄養学プランを用意していた。だがそれを始める前に、これから実施するのは「体重減を目指す旅」ではなく「脂肪減を目指す旅」だということをクリスティーナにあらためて意識してもらった。

「体重」と「脂肪」はどちらも同じような意味で使われることが多いが、大きな違いがある。

体重（体重計に乗ったときに表示される数字）は、脂肪、筋肉、骨、水分などすべてをひっくるめた重さだ。だが「体重減を目指す旅」に出発するとき、真に目指すべきは「脂肪減」だ。

とくに筋力トレーニングなどで筋肉をつけると、体重計の数字がまったく減らなかったり、増えたりすることがある。だが身体組成が向上すれば、より健康になり、気分もよくなり、エネルギーも湧いてくるから心配はいらない。

逆に体重が減ったとしても、筋肉量の減少が理由なら、あまり健康的とは言えない。

目指すのは、余分な脂肪を減らし、筋肉を増やすことだ。

たとえば「10キロ以上の脂肪減」といった目標を設定し、より健康な身体組成という目標に向かって正しい方向に進んでいるかどうかを確認するツールとして体重計を使おう。

また、脂肪減と身体組成再編の達成度をはかるには、ほかのツールも活用したい。

脂肪が減ると、体つきも自然と変わる。服を着たときのウエストまわりや腰まわり、腕や脚のフィット具合を確認しよう。

さらに、エネルギーレベルの変化にも注意を払おう。朝目覚めたときにエネルギーが満ちているかどうか、昼間に眠くならずにどれくらい過ごせるか、確認するといい。気分のチェックも大切だ。明るく寛大な心でいられるか、落ち着いた気分で過ごせるか。これらはすべて、健康な身体組成に向かって正しい道を進んでいるかどうかを示す重要なサインだ。

3 タンパク質が「満腹中枢」に作用する

脂肪を減らして最大限のエネルギーを手に入れたい？　それならタンパク質を積極的に摂ろう。

タンパク質は筋肉の成長を助け、維持と修復を行える「唯一の」主要栄養素だ（主要栄養素は、炭水化物と脂肪とタンパク質の3つの栄養素を指す）。

高タンパク質の食事は、炭水化物や脂肪より空腹を抑えられる長所もある。[42]　体がタンパク質を消化して分解するとアミノ酸が残るが、これが体中の器官や筋肉、組織に吸収され、さまざまな機能のために使われる。その器官のなかには、食欲制御を助ける脳の満腹中枢も含まれる。

またアミノ酸は、食べ物を摂取したときの快楽反応（これも脳で発生する）を減らすのを助ける。その結果、食べ物をもっと摂取しようという気持ちがなくなる。

タンパク質がいちばん燃える

最後に、タンパク質のもう1つの利点は、摂取するエネルギーに対する消費エネルギーが、3つの主要栄養素のなかで最も多い点だ。[43]このしくみは「食事誘発性熱産生」と呼ばれる。

この熱産生やタンパク質の果たす役割について多くの調査が行われてきた。

たとえば、サウス・オーストラリア大学のトーマス・ウィチャリーは2012年の研究で、23件の治療介入から集めたデータをメタ分析した。それによると、毎日体重1キロあたり1・1〜1・6グラムのタンパク質を摂取した場合、それより少ない量を摂取した場合に比べて、脂肪減少量が多くなり、筋肉量の低下が少なくなり、満腹感は増加、代謝率の減少量も少なくなることがわかった。[44]

さらに、50歳以上のみに的を絞った研究20件のメタ分析も行われている。[45]この結果も、毎日体重1キロあたり1・1～1・6グラムのタンパク質を摂取した場合、それより少ない量を摂取した場合に比べて、脂肪の減少量が多くなり、筋肉量の低下が少なくなった。実際、高タンパク質グループの80％に脂肪量の70％以上の減少が見られたが、低タンパク質グループでは50％の減少しか見られなかった。

最後に、74件の研究をメタ分析した結果、高タンパク質の食事を食べている人は、いくつかの心臓代謝系リスク因子（腹囲、血圧、トリグリセリド値など）が大幅に減少し、その一方で満腹感が増加することがわかった。[46]

3 「大豆」「卵」「穀物」からもタンパク質が摂れる

タンパク質を増やすと言っても、脂の多いベーコンやソーセージを食べるのをやめなさいと言っているわけではない。

まず、脂肪減を目指す旅に出発したばかりで、あまり運動をしていない人は（最初はそれでもかまわない）、毎日体重1キロあたり1・1～1・6グラムのタンパク質を摂るのを目指すといい。

1日3食摂る人なら、食事ごとに調理した肉を約85グラムと、調理した豆を0・5～1カップ【訳注／約30～60グラム】食べれば、それくらいのタンパク質が摂れる。

もちろん乳製品や大豆製品、卵、穀物からもタンパク質は摂れる。

高脂肪ではなく、高タンパク質の食事を心がけよう。鶏肉、ターキー、牧草育ちの牛肉、マグロやフエダイやサケなどの魚、ハードチーズ／ソフトチーズ（ごく控えめに）やプレーン・ヨーグルトなどの乳製品、シード類、ナッツ類、ピーナッツバターやアーモンドバター、豆類、穀物などもタンパク源となる。

より健康的な体重に達し、体も動くようになったら、タンパク質の摂取量を1日に体重1キロあたり1・6～2・2グラムに増やしてみよう。[47、48]

これにより、ワークアウトで傷ついた筋肉を修復したり（筋肉が傷つくのは悪いことではなく、筋力向上に役立つ）、筋肉を維持できるようになる。[49]

食べたものを「組織回復」にまわす方法

タンパク質は毎日摂ればいいだけでなく、できれば「毎食ごと」に摂るようにしたい。毎食タンパク質を摂ることが非常に重要なのは、それによって「筋肉タンパク質合成（MPS）」が刺激されるからだ。

MPSとは、筋肉内でつくられたタンパク質が組織の損傷の回復を助ける自然現象で、これによって筋肉はより強くなり、脂肪も落ちる。

毎食ごとにどれくらいのタンパク質を摂ればいいかを知るため、カナダのマクマスター大学のスチュアート・フィリップス博士が6件の研究データを集約したところ、若い成人の大部分は体重1キロあたり0・4グラムのホエイタンパク質【訳注／牛乳由来の乳清タンパク質】を摂れば最大のMPS効果が得られるが、もっと年齢が上の人（50歳以上）だと0・6グラムが必要だとわかった[50]。

そのことを考えると、体重80キロの若い人なら32グラム、50歳以上の人なら48グラムのタンパク質を毎食ごとに摂ればいいということになる。

つまり、毎食どれくらいのタンパク質を摂ればいいかを考えるとき、目標は最低でも体重1キロあたり0・4〜0・6グラムを摂るのが基本だ。もちろん、摂取するタンパク質の量は、年齢が上がるにつれて増やしてもいい。

歳を取ると、筋肉が食事による同化作用にあまり反応しなくなる。[51] 年配の人が食事ごとに最大限のMPS効果を得るためには、より多くのタンパク質を摂る必要がある。

調理次第で「有害物質」が出る

とはいえ、MPSに着目するだけでは不十分だ。さらに多くのタンパク質を摂り、腸や免疫細胞といった体内のほかの部分でのタンパク質合成も働かせなければならない。

クリスティーナの場合、より脂肪減少を促進し、筋肉をつけるには、タンパク質の摂取量を上げることが何よりも重要だと感じていた。

プラン開始時点での彼女の体重は約75キロだったため、目標は1日あたり120グラムのタンパク質を摂ることだ（体重1キロあたり1・6グラム）。

手始めに、毎食少なくとも30グラムのタンパク質を摂るという目標を定めた。

タンパク質の摂取源については、あまり細かいことを制限せず、とにかく食べたいと思えるものを食べてもらうことにした。

クリスティーナが朝食によく食べるのは、スピルリナ【訳注／スーパーフードとして知られる藻類】をまぶしたカボチャのカリカリ・クローブ・グラノーラがけ。

小さい子どもがいるので、野菜と卵のグリルにチーズをかけたものもよくつくる。朝、さっと温め直して食べられるからだ。

昼食はタンパク質入りの大盛りサラダ。夕食はカリフラワーのマッシュとシャキシャキのケールにフエダイのフィレを載せたものや、玄米に天然のサケを載せたもの、プルドチキンと焼き野菜サラダのレーズンとコリアンダーがけ、といったメニューが多い。

タンパク源については、動物性タンパク質でも植物性タンパク質でもかまわない。ただし、必ず毎食摂るようにしよう。自分が食べ慣れたもの、準備するのが簡単な（そして楽しい）もの、予算と時間に見合ったもの、ずっと続けやすいものを選ぶようにする。

肉類（鶏肉など）、シーフードを調理するときは、蒸す、茹でる、ブレゼ（蒸し煮）、オーブンで焼く、圧力鍋を使うなど、なるべく食材に負担をかけない方法で調理するようにしよう。

直火で焼く、炒める、スモークするといった調理法だと、有害な化学物質が生成される恐れがある。

もう1つ、どんな調理法にも応用できるコツがある。スパイスやハーブ、ショウガ、ニンニク、ウコンなどを加える、あるいはオリーブオイルとレモン汁や酢でマリネにしてから調理することだ。

こうした調味料には有害な化合物が生成されるのを防ぐ効果がある。

「植物」も食べ方次第では太る

ここまで、おもに動物性タンパク質の話をしてきたが、ベジタリアンやヴィーガンをはじめ、植物性の食品しか口にしない人も世の中には大勢いるだろう。

どの食事法がすぐれているかについて、自分の考えを押しつけるつもりはない。私が望むのは、自分の価値観に合っていて、最高の健康をもたらしてくれる食事法を見つけてもらうことだ。

しかし、ベジタリアンやヴィーガンの人はとくに、タンパク源によく注意を払う必要がある。[52] **豆類や穀類といった植物性タンパク源はたいてい、含んでいるタンパク質の量に比べて相当多めのカロリーを含んでいる。**

だから、カロリーを制限したい（しかし厳しい制限ではなく、適度な制限でいい）と思っているなら、この事実はかなり問題だ。ひょっとしたら、タンパク質を摂ろうとするあまり食べすぎて、高タンパク質によって得られる脂肪減少の利点を台無しにし、余分な脂肪がつく恐れもある。

植物ベースの食事のもう1つの問題は、人間が植物性タンパク質を消化する際、動物性タンパク質ほどうまく消化できない点だ。

動物性タンパク質の消化率はほぼ一貫して90％以上あるのに対し、最上級の植物性タンパク質（豆類と穀類）でも消化率は60～80％にとどまる。[53]

植物性タンパク質の消化率が低いのは、「アンチニュートリエント」と呼ばれる化合物のせいだ。これはタンパク質の消化吸収を妨げる成分で、トリプシン阻害剤やフィチン酸塩、タンニンなどがある。[54]

調理によってアンチニュートリエントの濃度は薄まるが、完全にはなくならない。

だからといって、アンチニュートリエントやそれを含む植物が有害だということはまったくない（実際、フィチン酸塩のようなアンチニュートリエントは健康に非常に「よい効果をもたらす」という研究結果もたくさんある）。

ただ、私たちの体では、植物性タンパク質は動物性タンパク質に比べて消化しづらいというだけの話だ。

あなたがヴィーガンでも、ほぼ植物性食品中心の食事をしていても、動物性食品を含む混合食でも、タンパク質を十分に摂れず困っているなら、植物性プロテインパウダー【訳注／日本でも国産ソイプロテインがドラッグストア等で入手できる】を摂ることを考えてみよう。[55]

植物性プロテインパウダーなら、植物から抽出されたタンパク質なので、実際の植物のなかにある炭水化物や脂肪のもつ大量のカロリーは含まれない。

植物性および動物性プロテインパウダー中の
タンパク質の消化率

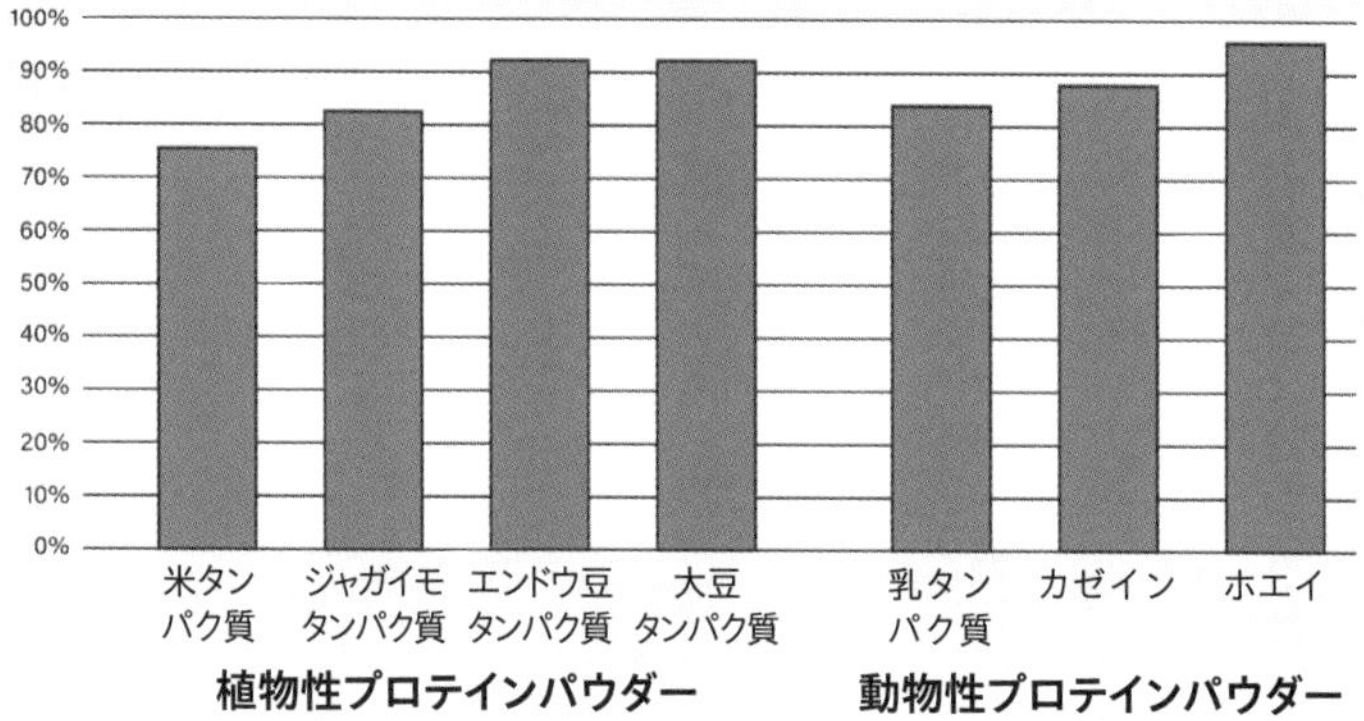

さらに、植物性プロテインパウダーの製造過程でアンチニュートリエントが破壊され、そこに含まれるタンパク質の生体利用効率は動物性タンパク質と同じくらいまで増加する。

またパウダーなので、スムージーやオートミール、ヨーグルトに混ぜて摂ることができるし、そのまま水に溶かして飲んでもいい。

しかし、どうしても植物そのものからタンパク質を摂りたい場合は、大豆製品（枝豆、テンペ、豆腐など）や、レンズ豆、干しエンドウ豆などの煮豆といった高タンパク源を進んで摂るようにしよう。

ほかにも、それほど高タンパクではない

ものの、アマランスやキヌア、オーツブラン、玄米、オートミール、ソバといった穀類を調理したものを摂ってもいい。

3 「最初に野菜」で食べる量が減る

さて、タンパク質の摂取量が増えたところで、ここからは野菜の話をしよう。

そう、やはり野菜は大事だ。野菜は豊富な栄養素の源であるだけでなく、繊維と水分もたっぷり含んでいて、胃を拡げて空になるまでの時間を遅らせることで[56]、食欲を抑える働きを助けてくれる[57]。

ある研究によると、食事の最初にサラダを食べるだけで、食事全体のカロリー摂取量が減ることがわかった。そうすることで、高カロリーの食べ物の摂取量が減少するからだ[58]。

しかも、その減少量は11%にもなる。理屈はいたってシンプルで、サラダが胃のなかで一定の場所を占めるので、早く満腹状態に達するのだ。

繊維質の野菜				
アーティチョーク	キャベツ	タンポポの葉	マッシュルーム	ホウレンソウ
ルッコラ	カリフラワー	ナス	カラシ菜	夏カボチャ
アスパラガス	セロリ	ニンニク	オクラ	トマト
ビートの葉	チャード	サヤマメ	タマネギ	カブラ菜
チンゲン菜	チャイブ	ケール	豆苗	クレソン
ブロッコリー	コラードの葉	リーキ	コショウ	ズッキーニ

「容量測定ダイエット」は、高繊維、高水分の食べ物が満腹をもたらす特性にもとづいている。肥満気味の女性がこのダイエット方法に従うよう言われ、脂肪の摂取を減らしつつ、果物と野菜を多めに食べるようにしたところ、脂肪分の高い食べ物を減らすよう言われただけの対照グループより空腹を感じる度合いが少なく、体重も23％多く減少したという[59]。

クリスティーナの食事はもともと野菜中心だったし、昼食はたっぷりのサラダを摂ることが多かったので、このプランは楽にこなせそうだった。

私がクリスティーナに提案したのは、繊維質の野菜をもう少し増やすこと、そして

「正しい野菜」を摂ることにあまりこだわらず、新しい野菜を試すのを楽しんでもらうこと。また、地元のスーパーで手に入りやすく、下ごしらえも簡単な野菜を選ぶようアドバイスした。

毎食ごとに繊維質の野菜を摂ることは、大きな助けになる。スムージーやジュースにしてもいいが、やはりもとの形のまま摂るのがいちばんいい。

3 食べすぎで「ニューロン」が変わる

高タンパク食品と野菜中心の食事の目処がついたら、身体組成を最大限に向上させる次のステップにも難なく進めるはずだ。

次のステップは、**なるべく加工していない自然のままの食品を食べること**。この考え方は新しいものではないが、自然な状態の食品を食べることの重要性は、近年の膨大な数の研究でも証明されている。

肥満の大流行のいちばんの原因は、食べすぎにある。しかも何を食べすぎているのかというと、ドーナッツ、菓子パン、アイスクリーム、ピザといった加工食品だ。理由は簡単、おいしいから。そういう食品は、私たちがおいしく感じるようにつくられている。

ポテトチップスをかじったり、プレッツェルを口のなかに放りこんだりするたびに、私たちは砂糖や精製穀物、脂肪、塩、香料まみれの口あたりのいいカロリー爆弾を口のなかで爆発させている。いまや私たちは、生きるために食べているのではなく、食べるために生きているとも言える。

動物研究で、カフェテリア式の食事方式(ありとあらゆる種類の食べ物を際限なく食べられる方式)が、動物を太らせる最も確実な手段だとわかっている。動物たちは満腹感を得られず、いつまでも食べるのをやめないのだ。

この食事方式は自発的な過食症(つまり食べすぎ)につながり、その結果体重が急激に増え、体脂肪量も増加し、インスリン抵抗性や耐糖能異常のような代謝の乱れを引き起こす。[60] またカフェテリア式の食事を続けると、食事を快楽と考えるようになり、永続的なニューロンの変化が起きて体脂肪が増えやすくなる。[61]

しかし、肥満気味の男女をコロンビア大学の研究センターに集めて淡白な液体食を摂ってもらう実験をしたところ、体重が急激に落ちはじめた。[62]
　食事は好きなだけ摂ることができたが、被験者たちはほとんど何も口にせず、1日平均500キロカロリーしか摂取しなかったが、空腹は感じなかった。つまり、いくら食べ放題にしても、「おいしい味がついたもの」でなければ際限なく食べつづけたりはしないのだ。

同じカロリー数でも「加工食品」は太る

「加工食品」の定義は少々ややこしい。

「加工食品はすべて悪」と一言で片づける人たちもいるが、あまり正しいとは言えない。たとえば、ドーナッツもスピルリナも、どちらも「加工食品」だが、両者が体に及ぼす効果はまったく違う。

　スピルリナは青緑色の藻類の粉末サプリメントで、ビタミンEとB、抗酸化物質、ベータカロテンといった栄養素を含み、疲労回復や免疫系の刺激、減量の補助に使われる。

それに対して、ドーナッツはおそらく日常的に食べるもののなかで、最も体によくない食べ物の1つだ。

別の研究では、一方のグループの参加者に2週間、加工食品中心の食事を、次の2週間は未加工食品中心の食事を摂ってもらった。もう一方のグループには逆パターンの食事をしてもらい、どちらのグループも食事は1日3回、プラスおやつとした。

食事に含まれるカロリー数と主要栄養素は加工食品でも未加工食品でも同じになるようにし、参加者には好きなだけ食べてもらった。両グループを比べると、**加工食品を摂った期間に参加者は約0・9キロ太り、未加工食品を摂った期間に約0・9キロ痩せていた。**

この差を生み出した決定因子は、カロリー摂取量だと研究者たちは結論づけた。加工食品を摂るときには、未加工食品のときに比べ、摂取カロリーがかなり多くなったのだ（平均して1日あたり500キロカロリー）。

摂取カロリーには差があったものの、加工食品と未加工食品では空腹感や満腹感の違いはなかった。つまり、未加工食品と同程度の満腹感を得るためには、加工食品だとより多くの量とカロリーを摂らなければならないということだ。[63]

クリスティーナが何を食べているかをより正確に把握するため、1週間食べたものの記録をつけてもらった。彼女はすでにカロリー制限ダイエットをしていたので、この情報は簡単に集められた。

その結果、クリスティーナは加工食品にそれほど依存していたわけではなかったが、1日に1度か2度、ゼロキロカロリーまたは100キロカロリーの手軽につまめるおやつ（おもに加工食品）を食べていることがわかった。

こうした食品は数字的には低カロリーだが、栄養価もあまり高くないので、やめたほうがいい。

そこで次に買い物に行くときは、一口サイズのニンジンやセロリ、カリフラワー、ブロッコリー、スナップエンドウなどの野菜パックをまとめ買いし、フムスやワカモレのディップ、黒豆や白豆のスプレッド、トマトサルサ、ナッツバターなどいろんなものをつけて食べることを提案した。

またおやつには、ギリシャヨーグルトかカッテージチーズ1カップ【訳注／250グラム】にべリーなどの果物をトッピングして食べるといいとアドバイスした。

ヨーグルトもカッテージチーズもタンパク質のエネルギーを与えてくれる食品なので、目標達成の助けにもなるし、食間の空腹感も解消できる。プロテインバーやジャーキーを代わりに食べてもいい（ただし砂糖や添加物の入っていないもの）。

「食間」をしっかり空ける

余分な脂肪を落として筋肉をつけたいなら、1日2回から3回、あるいは3回から4回の食事（食事の時間枠によって変わる）をするのが最も効果的だ。なぜなら、食事と食事のあいだに休憩をはさむと、筋肉の成長が促されるからだ。
3時間ごとにタンパク質を消費したほうが、1時間半ごとにタンパク質をちょこちょこ消費したり、6時間ごとに大量のタンパク質を消費したりするよりも、筋肉タンパク質の合成が刺激されることが研究でわかっている。[64]
これは、一部の健康サークルやフィットネス・サークルなどが提唱している食べ方とは正反対だ。そういう人たちは、脂肪を落とし筋肉をつけるには、1日に5回から

7回、少量ずつ食べるのがいいと言う。

しっかりした量の食事を消化するには、最大で5時間ほどかかる。だから、食事の時間枠に合わせて、3時間から5時間の間隔を空けて食べるのが理想的だ。

つまり、6時間から8時間の食事時間枠のあいだに2回から3回の食事を摂る、または8時間から10時間の食事時間枠のあいだに3回から4回の食事を摂る、ということになる。


これはクリスティーナには多少の慣れが必要だったので、食事と食事のあいだにお腹がすいたら、午前か午後に1回、または午前と午後に1回ずつ、おやつを摂ってもいいことにした。

このパターンは人によって違う。ちょこちょこ食いに慣れている人は、これまでとは違うスケジュールに慣れるのに2、3週間かかるだろう。だがあきらめずに続けて、徐々に正しい食べ方に慣れていこう。

毎食ごとに十分なタンパク質を摂り、繊維質の野菜をたくさん食べていれば、食事と食事のあいだにそれほど空腹を感じず過ごせるはずだ。

食後2、3時間するとどうしても空腹が我慢できなくなる場合は、もう一度食事内容を見直して、適切な栄養素、とくにタンパク質が摂れているか確認してみよう。

3 食べた量と動いた量の「総量」を大きくする

「少し食べて、たくさん動け」というキャッチフレーズを聞いたことがあるかもしれない。

食べるものを減らすのはつらい。運動が苦手で、体格もあまりよくなくて、カロリーもあまり摂らないようにがんばっているなら、なおさらだ。

そういう場合に食事量を減らすと、健康でエネルギーあふれる生活をするのに必要な栄養素を十分に摂れなくなる可能性が高くなる。

だから、キャッチフレーズはこう変えよう。「たくさん食べて、たくさん動け」

これが「エネルギー流量」の基本的な考え方だ。

エネルギー流量とは、「私たちが日々燃焼するエネルギー＋私たちが食べ物から得るエネルギー」の総量のことだ。

研究によると、かなりの量の脂肪減少を達成できる人は、エネルギー流量を高いまま維持できる人だとわかっている。[65]

次の計算例を見てほしい（カロリー＝キロカロリー）。

・3000カロリー消費－2500カロリー摂取＝マイナス500カロリー
・2000カロリー消費－1500カロリー摂取＝マイナス500カロリー

どちらの計算も1日のエネルギー収支はマイナス500キロカロリーだが、**最初の例のほうがエネルギーの流量が高い**（最初の例の5500キロカロリーに対して2例目は3500キロカロリー）。

高いエネルギー流量を維持すれば、脂肪が驚くほど落ちる。エネルギー流量が高いと安静代謝率（RMR）が増え、食欲が減り、食べすぎる危険を遠ざけられるからだ。

脂肪が落ちはじめると、ホルモンの濃度が変わり、同時に消化管ペプチドや体重や神経系の活動も変わる。あなたは脂肪を落としたいが、体は脂肪が落ちたのを「悪いこと」とみなし、安静代謝率を抑えるのだ。

さらに体が失った体重を取り戻そうとするため、食欲は増し、エネルギーレベルは下がる。
だがいくつかの研究から、エネルギー流量を増やせば、食事に反応して安静代謝率が落ちるのを止められることがわかっている。[66、67、68、69]
ある研究では、肥満体型の人が数か月にわたって体重を7％減らし、その後3週間を減った体重のまま、高エネルギー流量または低エネルギー流量のどちらかの状態で過ごす実験を行った。[70]
高エネルギー流量で過ごした参加者たちは、毎日運動して余分に500キロカロリーを燃焼し、さらにそれを補うため、燃焼した分の500キロカロリーを食事で摂ってもらった。すると、この人たちは安静代謝率と脂肪の酸化率が高くなっただけでなく、空腹もあまり感じなかった。

1日2回、15分の散歩から効果が望める

あまりエネルギーがないときに「たくさん動く」のは難しい。毎日の生活のなかで、ほかに回せるエネルギーの余裕がほとんどなかったクリスティーナもそうだった。

そこでクリスティーナには、まず週に３、４回、20～30分の散歩をしてもらうところから始めた。時間を分けたほうが実行しやすいとのことだったので、昼食時に15分、帰宅時か夕食後に15分散歩する。

彼女が「クリスティーナのお散歩タイム」に出かける際は、夫が子どもたちの面倒を見てくれたが、そのうち家族全員一緒に散歩をするようになった。

クリスティーナにとってはウォーキングが最も適した運動だったが、もっとハードな運動をしたい人は、筋トレでもレジスタンス・トレーニング【訳注／スクワット、ダンベル運動など筋肉に抵抗をかける運動】でも、ヨガ、ハイキング、サイクリング、水泳、ジョギング、なんでも好きな運動を日課に取り入れてもらってかまわない（もうやっているならそれでＯＫ）。

運動が私たちのエネルギーレベルを上げてくれることは、研究が証明している。[71] 慢性的な痛みを抱える人がレジスタンス・トレーニングを始めると、あまり疲れなくなり、筋力が上がり、痛みも少なくなって、自分が健康だと感じられるようになる。[72]

「少し歩く」を増やす

体をたくさん動かすのは、エネルギー流量を増やし、脂肪の減少を促し、除脂肪筋肉量を向上させてくれるため、いいことずくめだ。

ぜひとも取り入れることをおすすめしたいが、疲れがあまりにひどい人や、スケジュールがあまりに詰まっていて、目が覚めた瞬間から夜目を閉じる瞬間までまったく余裕がない人は、運動に時間を割くのは難しいかもしれない。

それでも大丈夫。ちょっとした工夫で、少しでも運動量を増やす方法を見つけよう。たとえば店から少しでも遠い場所に車を停めるとか、家の階段を多めに昇り降りするとか、その程度でかまわない。

また、いまエネルギー流量を増やすことができない場合は、まず体に正しい栄養素を補充するほうに集中しよう。

それなら誰でも、疲労がどんなレベルにあっても、実行できる。

とにかく大切なのは、「たくさん食べて、たくさん動く」という考え方を、少しずつでいいので実行していくことだ。

どの研究でも指摘される「健康的な食事」の条件

クリスティーナは、タンパク質の摂取量を増やすことに積極的に取り組む意志を固め、必ず達成できると信じていた。

だがその一方で、体脂肪を減らすには何を食べるのがいちばんいいのか、知りたい気持ちもあった。

よく聞く話だが、クリスティーナも有名な食事法をすべて試したが、どれも最初はうまくいくものの、長く続けられるものは1つもなかった。

私はクリスティーナに、これまでの相談者たち全員に言ってきた言葉を伝えた。

「どんな食事法を取り入れてもＯＫ。ケトジェニックダイエットでも、パレオダイエットでも、動物性タンパク質と植物性タンパク質の両方を摂るバランスダイエットでも、地中海式でも、低脂肪雑食ダイエットでも、低血糖食でも、菜食でも、ヴィーガンでも、どんな食事法も効果はある。君が必ずしっかりタンパク質を摂って、毎食できるかぎり加工されていない植物性食品中心の食事を摂っていればね」

私のアドバイスは、経験に頼っただけの話ではなく、実際にイェール大学医学部のデヴィッド・カッツ博士とその同僚が調査した結果にもとづくものだ。

カッツ博士は栄養科学の歴史において最も重要な研究を行った人物で、その研究は範囲の広さから言っても、方法の多様さから言っても、発見結果の一貫性から言っても、すばらしいものだ。

「Can We Say What Diet Is Best for Health?（最も健康にいい食事法はどれか？）」という論文で、カッツ博士とそのチームは、さまざまな食事法が健康にもたらす効果を調べた数百もの研究を分析した。

その食事法には、混合バランスダイエット、低脂肪ダイエット、低炭水化物ダイエット、低血糖食、地中海式ダイエット、パレオダイエット、菜食、ヴィーガンなどが含まれていた。[73] 結局、各種の食事法を厳密に1対1で比べた検証結果が十分にないので、どの食事法が最も健康にいいか判断できないという結論に達したが、最も健康的な食事法には次のような条件が含まれるとわかった。

・なるべく加工されていない「自然のままの食品」を摂る
・「植物性食品」を中心に摂る
・動物性食品を摂る場合は、できるかぎり「自然のものを食べて育った動物」を原材料とする食品を摂る（天然ものの魚、放牧牛や平飼いの鶏［牛乳や卵も含む］など）

私の言葉を聞いて、クリスティーナはかなり驚いたようだった。特定の食事法に従って生活するのに慣れていると、あまり制限がないのには少々不安を覚えるらしい。

変わった自分をキープする①

ここまでで私がアドバイスした栄養プランを2か月ほど実行したあと、クリスティーナの体重は**週あたり約0・68キロ、計5・4キロも落ちた**。

運動も最初に決めた目標を超え、週5回から6回、30分から45分歩くようになった。

そこでさらに、週に何回か筋トレをプラスすることにした。

クリスティーナにとって栄養プランを自分の生活に取り入れることは簡単だったが、タンパク質を多めに摂る習慣はなかったし、1日にきちんと3回から4回の食事を摂ることにも慣れていなかった。

したがって十分なタンパク質を確実に摂れるようになるには、もう少し計画と準備が必要だった。彼女の場合、毎日何を食べるかをその日に決めるよりも、週に一度、その週に何を食べるかまとめて計画を立てる時間を取ったほうがいいことがわかった。

さらに、食事の量を増やすにあたって、精神面で気の持ち方を変える必要があった。

「ゆっくり確実に、というのが成功の秘訣だよ」と私はクリスティーナに言った。

「君は体重計の数字がどんどん落ちていくのを見たいんだよね。それはわかる。ただ、いま挑戦しているのは、君がこれから一生をともにすることになる、より健康的な食習慣をつくり上げる試みなんだ」

この章で取り上げた栄養プランを自分の生活に取り入れていくときには、まわりの環境のせいで自分の身体組成が不健康になったわけではない、という事実をつねに頭に置いておこう。あなたはいつだって、変わることができるのだ。

健康と身体組成は、あなたの手のなかにある。いまこの瞬間から、あなたの人生がどう進んでいくかを決めるのは、あなただ。

チェックリスト

エネルギー回復の旅をスムーズにスタートするには、まず体脂肪を減らし筋肉をつけることが重要だ。

次にそのチェックに役立つリストをまとめた。前にも言ったように、いますぐ始められると感じる項目を1つか2つ選んで、日々の生活に取り入れよう。

2、3週間後、あるいはその項目が習慣として行えるようになったら、レベルアップするか、また別の項目を1つか2つ選ぶ。

2つ以上の項目を生活のなかに取り入れられると思うなら、そうしてもらってかまわない。ただ、あまり一度にがんばりすぎないこと。身体組成は1日では変わらない。

まずはゆっくり進めよう。

それぞれの項目には大きな目標が1つあり、その下に段階を踏んだ小さい目標が3つか4つ設定してある。

新しい習慣を確立するには、往々にして正しい方向に向かって一歩一歩進んでいくことが必要だ。まずは第1段階から始め、徐々に段階を踏んで、最後の大きな目標を目指そう。

□食事で毎日適切な量のタンパク質が確実に摂れている

(126～128ページ、および巻末参照)

□理想のタンパク質摂取量を計算し、週に1日か2日その量が摂れるようにする

□十分な量のタンパク質が週に3日か4日摂れている

□十分な量のタンパク質が週に5日か6日摂れている

□毎日、十分な量のタンパク質が摂れている

□食事ごとに十分な量のタンパク質が摂れている

□食事ごとの理想のタンパク質摂取量を計算し、1日1食その量が摂れるようにする
□十分な量のタンパク質が1日2食摂れている
□十分な量のタンパク質が毎食摂れている

□おやつの回数を減らす
□食事は1日2回から4回、おやつは2、3回にする(カロリーのある飲料を含む)
□食事は1日2回から4回、おやつは1、2回にする(カロリーのある飲料を含む)
□食事は1日2回から4回、おやつは食べない(カロリーのある飲料を含む)

□ほぼ自然食品中心の食事を摂る
□一からつくった料理、またはほぼ加工していない自然のままの材料のみを使った料理を1日1回食べる
□一からつくった料理、またはほぼ加工していない自然のままの材料のみを使った料理を1日2回食べる

□一からつくった料理、またはほぼ加工していない自然のままの材料のみを使った料理だけを週に3日から4日食べる
□一からつくった料理、またはほぼ加工していない自然のままの材料のみを使った料理だけを週に5日から6日食べる

□「繊維質野菜」中心の食事を摂る
□繊維質の野菜を1日1食摂る
□繊維質の野菜を1日2食摂る
□繊維質の野菜を毎食摂る

4章

「腸の壁」の修復

見えない「腸漏れ」。自分のお腹を強くする

あなたの胃腸の調子は、いまどんな感じだろうか。

下痢に苦しんでいる？　それとも便秘？　吐き気がある？　何か特定の食べ物を食べると、調子が悪くなる？

どれか1つでも当てはまったら、胃腸の健康が崩れている証拠だ。

私たちの大半がそうだが、あまり深く意識している人はいない。しかし胃腸の不調と疲労には、無視できない深い関係がある。

ニックは私のプログラムに参加を決めたとき、こんなことを言った。

「30歳を超えた頃から、急激に衰えてきました。エネルギーが湧かないし、関節は痛いし、気分は上がらないし、肌荒れもひどいし、ほかにもいろいろ。数時間おきに摂るカフェインでごまかして、なんとか1日を乗り切っているんですが、それも最近あまり効かなくなってきました」

改善するために、考えつく対策はできるかぎりやってみたという。さまざまな食事法を試したり、サプリメントを摂ったり、運動してみたり。

どれも多少の効果があったとはいえ、ニックは私にこう本音を語った。

「前ほどひどい状態ではなくなりましたが、元気いっぱい、健康そのものとはとても言えません」

彼のふだんの状態をもう少し深く掘り下げると、これまでの人生でニックはつねに便秘と下痢を交互に繰り返し、ほぼ毎食後にガスがたまって膨満感があり、胃腸になんとなく不快感を覚えていたことがわかった。

ニック自身はそれが普通だと思っていたが、**実はそれは彼の胃腸がダメージを受けていて、回復が必要だと叫ぶサインだった。**

3 腸に住む「40兆」の微生物を味方につける

「すべての病気は腸から始まる」とは、2500年前のギリシャの医師で哲学者でもあるヒポクラテスの言葉だ。私としては、この言葉に100%同意はできない——なかにはほかの場所で始まって、それが腸に問題を引き起こし、機能不全の悪循環が続く場合もあるからだ——が、ヒポクラテスの発言はいいところを突いている。

現在、私たちの腸の健康と、体全体のさまざまな臓器系の健康とのあいだにつながりがあると示す研究が、膨大に報告されている。

その臓器系には次のようなものが含まれている。

・脳[1]
・肝臓[2]
・筋肉[3]
・脂肪細胞[4]
・骨[5]

・関節[6]
・肺[7]

また、腸の健康が阻害されると、次のような深刻な慢性疾患につながる研究結果も報告されている[8]。

・肥満[9]
・糖尿病[10、11]
・心血管疾患[12]
・神経変性疾患[13]
・加齢によるフレイル[14]【訳注／加齢により心身が衰えた状態】

腸の健康は、「腸の微生物叢」の健康と切り離して考えることはできない。

腸の微生物叢とは、あなたの消化器系のなかに住む数兆個にも及ぶ微生物（ウイルスおよび大部分を占める細菌）の群だ。

大腸のなかだけでも、40兆個の微生物が生息しており――これはあなたの体をつくり上げる全細胞の数とほぼ等しい――そのほとんどが細菌で構成されている。[15]

健康な微生物叢には、次の3つの働きがある。[16]

①代謝経路を大量に提供し、その結果、相互に安定したよい関係をもたらす（つまり、私たちに利益をもたらすさまざまな生化学反応を引き起こす）

②自らの成長を自主制御し、病原菌がはびこるのを防ぐ（つまり、さまざまな種類の細菌たちが、1種類の細菌だけが成長しすぎて拠点を築いたりしないよう管理し合う）

③危害にさらされると抵抗し、危害が去ったあと、もとの健康な状態に戻ろうとする（つまり、病原菌や有毒物質にさらされても過剰に混乱せず、抗生物質にさらされても、もとの健康な状態に戻る）

すべての人がそれぞれの遺伝子や生活スタイルや環境に応じて、独自の細菌パターンをもっているが、[17]微生物叢の健康を決めるのはそこにいる**細菌の「多様性」**だ。

私たちはその細菌を、よいもの「善玉菌」と悪いもの「悪玉菌」に分けている。

善玉菌は、私たちが健康でいられるように、代謝と栄養素の産生を向上させ、免疫系に情報を与えるのに重要な役割を果たしている。

これらの善玉菌は、私たちが摂った食べ物をビタミンやミネラル、主要栄養素に分解し、ミトコンドリアが分解されたものを使って臓器や筋肉や組織に栄養を与えるATP（細胞エネルギー）をつくり出すのを助ける。

そして誰の微生物叢のなかにも、なんらかの害を与える悪玉菌（細菌やウイルス）が住んでいる。微生物叢が健康なら、有害な悪玉菌は善玉菌によって抑えられている。だがなんらかの理由、たとえば毒性物質（さまざまな汚染物質や内分泌撹乱物質、重金属汚染など）や生活のストレス、抗生物質、食物繊維不足などで微生物叢の多様性が乱れると、バランスが崩れて善玉菌が悪玉菌を抑えきれなくなり、悪玉菌の数が増殖する。

悪玉菌が増殖すると、微生物叢全体が悪玉菌に支配され、やがて健康問題が次々に発生しはじめ、疲労も増す。

3 「どんな腸か」が疲労を決める——ガット＝ミトコンドリア・リンク

研究者が確認したところ、微生物叢の健康とエネルギーレベルのつながりは、とくに慢性疲労症候群に大きな意味をもつという。[18]

慢性疲労症候群の人には、次のような症状が見られることが明らかになっている。

・微生物の種類が少ない
・ATPをつくるのに必要な短鎖脂肪酸（SCFAs）などの代謝物を増やす細菌が少ない
・内毒素のような有害な炎症性代謝物を放出する細菌が多い

実際、コンピュータ・プログラムを使って、微生物叢の組成と血中の炎症性分子を確認するだけで、90％の精度で慢性疲労症候群の診断を行えるという。

リーキーガット――腸に穴があき毒物が漏れ出す

腸内毒素症は、微生物叢内の細菌のバランスが崩れた状態をいい、「リーキーガット」（腸管壁浸漏）として知られる非常にやっかいな症状を引き起こす。

善玉菌が減り、悪玉菌が増えると、悪玉菌は炎症性、発ガン性、遺伝毒性などをもつ分子を大量につくり、微生物叢と免疫系がそれに対処できなくなって、腸の内層[19、20]

（腸と血流やそのほかの体の部分とを隔てる障壁）が炎症や機能不全を起こすのだ。

私たちの消化器系は、微生物叢と相乗的な効果を及ぼしあいながら、口から入った食べ物を、私たちの体が働くのに必要なビタミンやミネラルといった栄養素に分解する。

だがその分解された分子が小さすぎると、腸の内層を通過して血流内に吸収されてしまう。こうして吸収された分子は、ミトコンドリアが含まれる数兆個の細胞へと送り届けられていく。

腸の内層は、本来なら異質な分子が血流に入らないように守る役目を果たしている。異質な分子とは、有害な細菌やウイルス、微生物、未消化の食べ物の分子、悪玉菌が生み出した有害な副産物、そのほか腸内に生息していて外に出るべきではない（あるいは不要物として排出されるべき）化合物などだ。

だが微生物叢の多様性が失われると、腸の内層に穴や裂け目ができはじめる。これがリーキーガットの名の由来だ。これが起こると、異質な分子が腸の内層を通って漏れ出し、血流に吸収され、体中の内臓や組織、細胞に運ばれてしまう。

すると、免疫系——脅威を探知して体を守るシステム——が全力モードに突入し、それらの分子を排除しようとする。この免疫反応から自然に生み出される副産物が炎症だ。

したがってリーキーガットになると、軽度の炎症が慢性的に起きた状態になり[21、22]、ミトコンドリアが損なわれ、機能不全を起こすためにエネルギーを十分に産生できなくなる。

リーキーガットが自己免疫疾患の発生と慢性化に深いつながりをもっているのは、そうやって免疫系に負荷がかかりすぎる状態を生み出すからだ。[23、24、25]

リーキーガットとつながりのある自己免疫疾患には、次のようなものがある。自己免疫疾患は、免疫系が働きすぎている状態だ。

・クローン病
・潰瘍性結腸炎
・1型糖尿病

・セリアック病
・種々の硬化症
・橋本病（甲状腺炎）

このように、長年にわたってリーキーガットがある人は、異質な分子が腸の内層を通り抜けて血流に吸収され、炎症をつくり出しつづける。

それをふまえると、腸の乱れが自己免疫疾患とつながっていることがはっきりわかるだろう。

細菌が「腸の粘膜」を食べ尽くす——乱食の顛末

腸障壁を構成する最も重要な要素の1つは、免疫細胞と抗菌ペプチドを豊富に含む厚い粘液の層だ。

この粘液は細菌や真菌類、ウイルス、寄生物などから腸障壁を守る手助けをしている。粘液層は腸内細菌と腸の内層とのあいだの障壁として働き、炎症を引き起こす内毒素と抗原が無制限に吸収されるのを防いで、[26、27]有害な炎症反応が起きないようにする。粘液層は腸内細菌がないときちんと発達できない。たとえば、腸を殺菌する（つまり微生物叢を死滅させる）と、粘液層は薄く弱くなってしまうが、[28]健康な微生物叢を植えつけると回復する。[29]

微生物叢が死滅しなくても、その質が悪くなるだけで、同じような結果が表れる。炭水化物がたくさん含まれる粘液層は、微生物叢のなかに存在するさまざまな種類の細菌たちにとって、貴重な食べ物となる。[30、31]通常なら、細菌が粘液層を食べても問題にはならない――その日のうちに、食べられた粘液層は自然に修復されるからだ。だが、修復が追いつかないほどのスピードで粘液層が細菌に食べられると、問題が発生する。微生物叢のバランスが崩れたり、細菌を維持するのに適した正しい食品を私たちが摂らなかったりすると、細菌たちはこの粘膜を食い尽くして自らを強化しようとする。

これが腸の炎症やリーキーガットという症状となって表れるのだ。[32、33]またこの微生物叢の乱れにより、強い粘液層をつくる手助けをする「ビフィドバクテリウム属（ビフィ

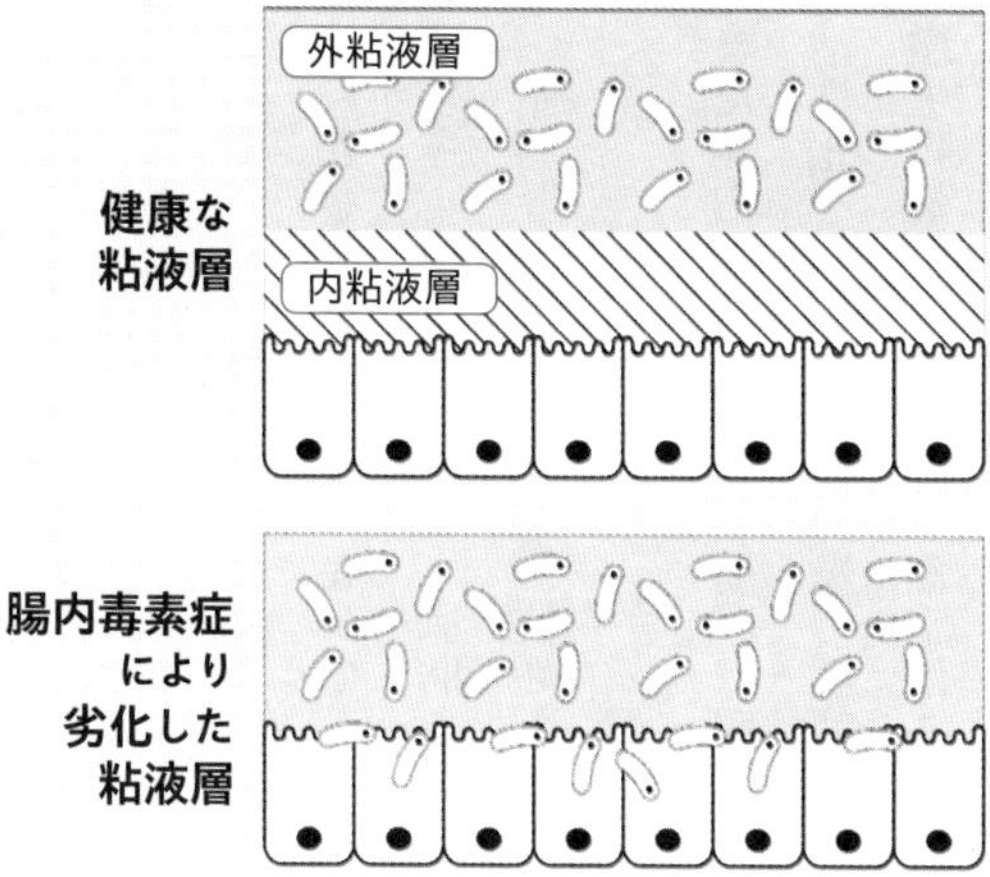

ズス菌）」のような細菌が大幅に減ってしまう。[34]

善玉菌が数々の「良物質」をつくり出す

善玉菌がいないと、腸は酢酸塩やプロピオン酸塩、酪酸塩（以上はすべて短鎖脂肪酸）あるいはウロリチンAのようなエネルギー関連の重要な代謝物をつくり出せない。

短鎖脂肪酸は体内のさまざまなプロセスやシステムの制御を助ける物質で、代謝や食欲、身体組成、免疫機能によい影響を与える。[35] またエネルギーを生み出す最高の材料である点で、ほかの脂肪酸よりすぐれている。[36]

酪酸塩のような短鎖脂肪酸は、シャペロン・タンパク質【訳注／他のタンパク質の機能を助けるタンパク質】や輸送体を必要とせず、自由にミトコンドリア内に入ることができる。短鎖脂肪酸はなんの苦もなくミトコンドリアのなかに入り込み、エネルギー産生に必要なプロセスに刺激を与える。[37]

この働きは、慢性疲労状態をはじめ、ミトコンドリアが機能不全に陥っている場合には大きな助けになる。なかでも、酪酸塩は肝臓と骨格筋のなかでミトコンドリアのエネルギー産生を増やし、脂肪をエネルギー源として使う能力を高める。これによって、脂肪肝やインスリン抵抗性の発生を防ぐ働きをする。[38、39、40]

また腸内では、短鎖脂肪酸は腸細胞に栄養を与え、抗ガン遺伝子と細胞死シグナルの活性化を制御し、腸障壁の状態を保つ手助けをする。

微生物叢がないと、腸細胞はミトコンドリアが機能不全となった影響を受けてエネルギー不足に陥るが、細胞に純粋な酪酸塩のみを与えると、ミトコンドリアはほぼ通常どおりの機能を取り戻すという研究結果もある。[41]

微生物叢がつくり出す大量の分子のなかでも、短鎖脂肪酸は量的に最も多く、私たちの健康とエネルギーに非常に重要な役割を果たすが、ここでウロリチンAの重要性もひとこと述べておきたい。ウロリチンAは、腸内の善玉菌が、特定の果物（とくにザクロ）やベリー類やナッツのなかに存在する「エラジタンニン」という植物性化学物質を代謝してできる物質だ。[42]

ウロリチンAはマイトファジーを強力に誘導する力をもち、古くなって損傷したミトコンドリアがたまって、酸化ストレスや代謝性疾患を引き起こし、エネルギーレベルが下がるのを防いでくれる。

細菌は死ぬと「内毒素」を出す

細菌のなかには、死ぬと内毒素を放出するものがある。内毒素とは炎症を引き起こす力が恐ろしく強い分子だ。

内毒素が腸障壁から染み出して血流に吸収されると、さまざまな場所に損傷をもたらす。たとえば、リポ多糖類（LPS）という内毒素は「アラーム分子」として知られており、免疫系はこの内毒素の存在を感染症の早期警告として感知する。リポ多糖類が

血流に入ると、まだ感染が実体化する前に、激しい免疫反応が起きるのだ。[43、44]

この結果、大量の炎症が発生する。

また内毒素は、ミトコンドリアの機能を激しく阻害する。[45] リポ多糖類のような内毒素はミトコンドリアに接すると、次のような弊害を生む。

・酸化ストレスを増やす
・ミトコンドリアの膜の安定性を乱す
・DNAの断片化や細胞死を引き起こす
・エネルギー産生を大きく妨げる[46、47、48、49]

ある研究によると、慢性疲労に苦しむ人は、細胞内毒素の血中濃度が目に見えて高いという。[50]

腸の健康の問題

・腸透過性の増加
・腸内毒素症

その結果起きるのが…

小さな生理的変化

・内毒素吸収の増加
・リーキーガット
・過剰な免疫反応および炎症マーカーの増加

さらにそこから…

大きな生理的変化

・ミトコンドリア機能不全／機能停止
・毒素がたまる
・細胞損傷
・血液＝脳の障壁が漏れる
・ホルモンの乱れ
・神経伝達物質のバランスの乱れ

最終的に…

外的症状および影響

・倦怠感と疲労
・頭にもやがかかったような状態、認知機能の衰え
・気分の変化
・不安の増加
・うつ状態のリスクの増加
・睡眠の質の低下

「下痢」で栄養が体外に出る

食料とはまさしく、私たちを動かす燃料だ。

私たちが食べたものを、生きていくのに必要なビタミンやミネラル、主要栄養素へと消化器系が分解し、ミトコンドリアはそれを養分としてエネルギーをつくり出す。

だが腸内毒素症やリーキーガットを発症すると、次のようなことが起きて栄養素不足となる恐れがある。[51]

・食べると不快になるため、特定の食べ物を避けるようになる
・下痢により栄養素が失われる
・腸管が損傷したり炎症を起こしたりして栄養素を吸収しにくくなる
・腸を修復するため、より多くの栄養素が必要となる
・腸の不快な症状を和らげる薬のせいで、栄養素が過剰に排泄されてしまう

研究によると、慢性疲労症候群に苦しむ人は、ビタミンD、ビタミンE、マグネシウムといったビタミンやミネラルが不足している場合が多いという。[52]

こうした栄養素はすべて、細胞エネルギーの産生には欠かせない。先に挙げたような胃腸関連の症状があるからといって、必ず栄養素の吸収に問題が起きているとは言えないが、腸の健康と疲労にはなんらかの（しかもめずらしくない）つながりがあると見ていいだろう。

腸は「食べ物」で修復できる

私の経験から言って、激しい慢性疲労に苦しむ人はみな、腸の修復が必要だ。腸の問題は、それほど広く蔓延している。

ここでいいニュースがある。栄養素を補う方法はいろいろあるが、とにかく食べ物に気をつけることで、腸内微生物叢の多様性の修復と再構築に大きく貢献できる。

実際、慢性疲労を訴える被験者の腸を修復するために栄養素やサプリメントを投与すると、エネルギーレベルが劇的に改善することが多いという研究結果もある[53]。

新しい食べ物を食事に取り入れるときは、体が特定の食べ物に対してどのように反応するかを、よく気をつけて見ておこう。

いま食べたもののせいで膨満感があったりガスが出たりしていないか、胃が気持ち悪くなっていないか、胃腸に異常は出ていないか、つねに意識しよう。

できれば、自分の体がどう反応するか予想を立てるといい。実験的な姿勢で新しい食べ物に挑戦し、食べたら結果を評価して、必要に応じて何を食べるか微調整していこう。

3 繊維を摂る──いい細菌に「食事」を与える

繊維はあなたの友だちだ。

といっても、それはあなたの臓器や組織に必要だから、という意味ではない。あなたのなかの大切な細菌たちに必要だからだ。

細菌たちは繊維が大好物だ。繊維が細菌たちに力を与え、その数を増やし、食べ物を消化して老廃物を排出するという大変な仕事をするためのエネルギー源となる。

だが、私たちの大部分は、大切な体内の細菌たちに十分な繊維を与えていない──

それどころか、細菌たちを飢えさせ、腸の微生物叢に必要な多様性を破壊しているのだ。

平均的なアメリカ人が1日に摂る繊維の量は、わずか16グラムにも満たない。[54] これは旧石器時代の祖先たちが1日平均45グラムの繊維を摂っていた（その量は季節と地理的条件によって異なるが）のと比べると、とんでもなく少ない。[55]

現代では、先住民社会に暮らす人のほうが、ほかの文化圏の人に比べてはるかに多様な微生物叢を備えている。全世界の食が時代とともに西洋化されるにつれ、微生物叢の多様性は明らかに失われつつあるのだ。

これはおもに、植物の摂取量が大幅に少なくなったことに起因する。[56]

西洋化された食事には、善玉菌を育てるカギとなる「プレバイオティックな（善玉菌の活動を促す）繊維」や「植物性化学物質」の含まれる果物や野菜が驚くほど少ない。

この事実こそが、私たちの腸の健康やさまざまな病気にかかるリスク、そしてエネルギーレベルに多大な影響を及ぼしている。

解決策は言うまでもない。もっと食物繊維、とくにプレバイオティックな繊維を摂ることだ。

3 繊維が「善玉菌」を増やし、成長させる

プレバイオティックな繊維が腸にいいのは、エネルギーを増やす短鎖脂肪酸や、ウロリチンAのようなミトコンドリアの健康にとってきわめて重要な分子をつくり出す善玉菌を刺激し、その成長と増殖を促してくれるからだ。

ある研究によると、食物繊維の摂取量を1日平均18グラムから30グラムまで増やして2週間を過ごした男女は、腸内の善玉菌「ビフィドバクテリウム属」の量が3倍以上に増えたという。[57]

プレバイオティックな繊維の種類はさまざまだが、代謝機能を改善したり、満腹感をもたらしたり、免疫機能を強化したり、腸障壁を補強したりといった、体によい効果をもたらすものが大半だ。[58、59、60]

繊維質の野菜は水分と繊維の含有量が多く、カロリーは低いため、どんな食事法を試している場合でも、毎回のメニューにたっぷり取り入れていくといい。

プレバイオティックな繊維を摂れるベスト野菜		
極上	最高	良
アーティチョーク	カルドン	エンダイブ
キクイモ	リーキ	キンシウリ（ソウメンカボチャ）
サルシファイ（セイヨウゴボウ）	パプリカ	カボチャ
タマネギ	ニンジン	ズッキーニ
		芽キャベツ
		カリフラワー

イヌリンとフラクトオリゴ糖プレバイオティクスが摂れる野菜[61]

現在あなたの腸の調子が悪くて、あまり食物繊維を摂っていないなら、最初はあまり効果を感じないかもしれない。しかも微生物叢に与える食物繊維を増やしていくにつれ、ガスがたまったり膨満感を覚えたりといった胃腸の違和感が出るかもしれない。だが善玉菌が増えて優勢になってくれば、そうした違和感はしだいに消えるはずだ。

野菜を「簡単」に摂る

ニックの場合、どれくらいの食物繊維を摂れているか、毎日チェックすることにした。記録を5日間つけてもらったところ、彼の食物繊維摂取量は1日平均14グラムから20グラムだとわかった。
これは典型的なアメリカ人の摂取量と同じくらいの量だが、まだまだ不十分だ。現在の全米医学アカデミーの食事摂取基準における食物繊維摂取量のガイドラインは、男性は1日あたり30グラムから38グラム、女性は21グラムから26グラムとなっている。[62]ニックには1か月かけて、徐々に目標摂取量を目指してもらうことにした。それまでのニックは、肉とジャガイモがあれば野菜はなくてOKというタイプだったので、食事にもっと野菜を取り入れるため、簡単においしく野菜を食べられる工夫を凝らした。

また、朝食を抜くことも多かったが、朝はなるべくエッグキャセロール【訳注／アメリカの朝食の定番で、卵と野菜をオーブンで焼いた料理】かスクランブルエッグを食べるよう提案した。この料理なら、タマネギやパプリカ、リーキ、ズッキーニといったプレバイオティックな野菜をたくさん入れて食べられるからだ。

昼食と夕食には、たっぷりのサラダと炒め野菜やオーブンで焼いた料理を摂る。オーブン料理にはチキンと一緒にタマネギやブロッコリー、ニンジン、カリフラワー、芽キャベツ、パースニップなどを入れて焼けばいい。

このレシピはヘルシーで簡単にでき、1週間の食事の数回分を手早く準備できる。

「消化しにくいデンプン」はすごい——調理法で増やせる

デンプン、あるいはデンプンを含む食品というと、炭水化物や血糖値を上げるものというイメージがあるかもしれない。だが、すべてのデンプンが同じ性質をもつわけではない。

実は消化されにくい性質をもつ「難消化性デンプン」は、最もプレバイオティックな食物繊維の1つなのだ。

この信じられないほど体によいプレバイオティックな食物繊維は、腸内の微生物叢の多様性を高め、酪酸塩の産生を増強し、内臓の機能を向上させる。[63、64]

炎症性の内臓疾患をもつ動物や人間の研究をメタ分析した結果、難消化性デンプンを摂ることで、腸の健康状態が改善し、病気の症状の重症度が低下した報告もある。[65]

現在、難消化性デンプンとして知られるものには5種類あり、すべて自然に存在するか、調理によってつくることができる。ただし、タイプ4だけは合成しないとつくれない。

タイプ1――「全粒穀物」は軽く焼くか生で

タイプ1の難消化性デンプンが吸収されないのは、このデンプンが繊維の細胞壁のなかに入っていて、消化酵素が近づけないからだ。

このタイプ1を最も多く含んでいるのは加工を最低限に抑えた全粒の穀物で、茹でたり煮たりするより、生か軽く焼いた状態で食べたほうがいい。熱と水分が組み合わさると、繊維の細胞壁が壊れてしまうからだ。

たとえば、生のオーツ麦に含まれる難消化性デンプンは全体の重量の約7％（100グラムあたり7グラム）だが[66]、調理するとたった1％に下がってしまう。

これは、デンプンの粒子がふくらんで繊維の細胞壁が壊れ、消化酵素がデンプンに近づけるようになるためだ。オートミールに含まれる難消化性デンプンの効果を十分に利用するためには、シリアルなどに入った生の形で食べるか、ヨーグルトにかけて食べることを考えよう。

難消化性デンプン		
難消化性デンプン	特徴	含まれる食品
タイプ1	物理的に消化不能	ほぼ未加工の全粒穀物
タイプ2	アミロース（火を加えない場合）	生のジャガイモ、グリーンバナナ
タイプ3	老化デンプン	ジャガイモや米にいったん火を通して冷ましたもの
タイプ4	化学的合成物	自然界に存在しないため、合成する必要がある
タイプ5	アミロースと脂質の複合体	脂肪とともに調理した高アミロースのデンプン、炒めた米などに含まれる

タイプ2——パウダーをヨーグルトに入れて

タイプ2の難消化性デンプンはタイプ1に似ているが、細胞壁に囲まれているのではなく、非常に密に固まっているため、消化酵素がそのすきまに入って分解することができない。

この種の難消化性デンプンを豊富に含む食べ物はアミロース（デンプン粒子の一種）が多く、調理しないほうがいい。というのも、調理するとデンプンの構造が変わって、消化されやすくなるからだ。

タイプ2を含む典型的な食品は、生のジャガイモとグリーンバナナだ。ほぼタイプ2の難消化性デンプンからできている。

もちろん生のジャガイモやグリーンバナナをそのまま食べることはおすすめしないが、グリーンバナナやジャガイモのデンプンをスプーン２、３杯食事に加えると、腸や体全体によい効果を及ぼす研究結果が多数発表されている。[67、68、69、70]

とくに共通して認められるのは、「酪酸塩をつくる細菌が増える」「病原菌が減る」「短鎖脂肪酸の産生が増える」といった効果だ。

こうしたデンプンのパウダー【訳注／「レジスタントスターチ」などの商品名で日本でも手に入る】をスムージーやヨーグルトに入れたり、火を通さない料理にはなんでもまぶしたりして試してみるといい。

タイプ3――調理後「冷やす」とできる

タイプ３の難消化性デンプンは、調理の救世主だ。

難消化性デンプンのなかには調理によって破壊されるタイプがいくつかあり、たいてい、酵素に分解されて消化吸収される。

だが、火を通したデンプンを冷蔵庫で冷やすとタイプ3ができる（これは「老化デンプン」とも呼ばれる）。冷やされたデンプンの分子は、消化酵素が分解できないタイプのデンプンに再構成されるのだ。

老化デンプンは、（ほとんどすべての）炭水化物の多く含まれた食べ物を調理してから冷ましたときに形成される。いちばんわかりやすい例がジャガイモだ。

火が通ってから冷めたジャガイモは、その重さのざっと4～5％が難消化性デンプンになる。[71] だから、中くらいのサイズのベイクドポテトを冷蔵庫に入れて一晩おいたら、次の日には10グラムほどのプレバイオティックな食物繊維を食べられるわけだ（ただし、あまり温め直しすぎないこと。せっかくの難消化性デンプンが、また分解されて普通の消化性デンプンに戻ってしまう）。

タイプ4——自然からは摂れない

タイプ4の難消化性デンプンは、食べ物から自然に摂ることはできず、合成してつくる必要がある。

だがサプリメントとして摂取すれば、1日10グラム摂るだけで、酪酸塩をつくり出す善玉菌の量を増やすだけでなく、血糖コントロールや血中脂質、炎症マーカーを改善できる。[72]

タイプ5——デンプンが10倍に増える「冷やし」効果

タイプ5の難消化性デンプンは、デンプンを脂肪酸（とくに飽和脂肪酸）とともに調理して、その後冷ましたときに形成される。[73]

ある研究によると、米半カップ【訳注／約100グラム】にココナッツオイル小さじ1杯を加えて熱してから、冷蔵庫に一晩入れて12時間冷ますと、難消化性デンプンの含有量が10倍に増えたという。[74]

実際、もともと含まれていたデンプンの大部分が消化されにくくなるため、カロリーが半分になるのだ！

ニックにはプレバイオティックな野菜をなるべくたくさん摂るのに加えて、難消化性デンプンにも目を向けてもらうことにした。

私が提案したのは、ニックお得意の炒め物と一緒に、前の晩に米料理をつくっておくこと。ニックは料理をまとめてつくり置きしておくタイプだったので、3〜4カップ分【訳注／約600〜800グラム】の白米にココナッツオイル小さじ1〜2杯を入れて炊いてもらう。そ

現象が一変する「量子力学的」パラレルワールドの法則

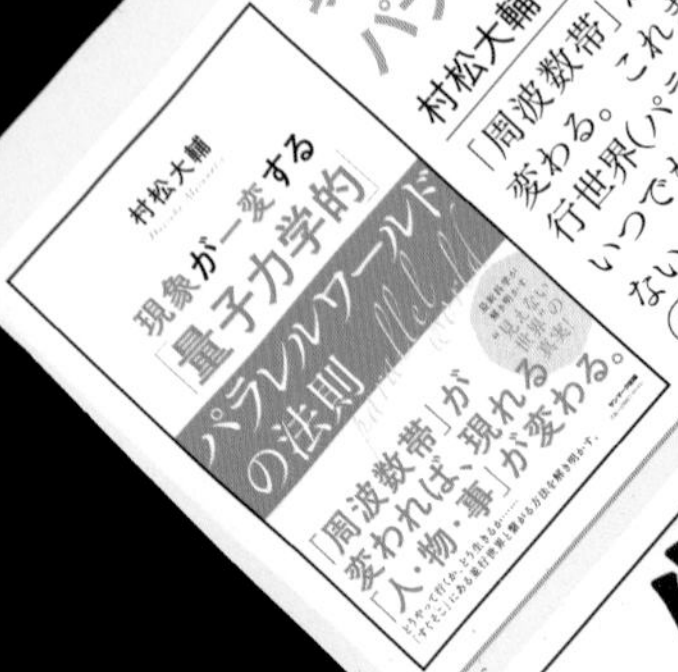

村松大輔 著

「周波数帯」が変われば、現れる「人・物・事」が変わる。これまでSFだけの話だと思われていた並行世界(パラレルワールド)は実は「すぐそこ」にあり、いつでも繋がれる！理論と実践法を説くこれまでにない一冊！

定価＝1540円（10%税込） 978-4-7631-4007-4

生き方

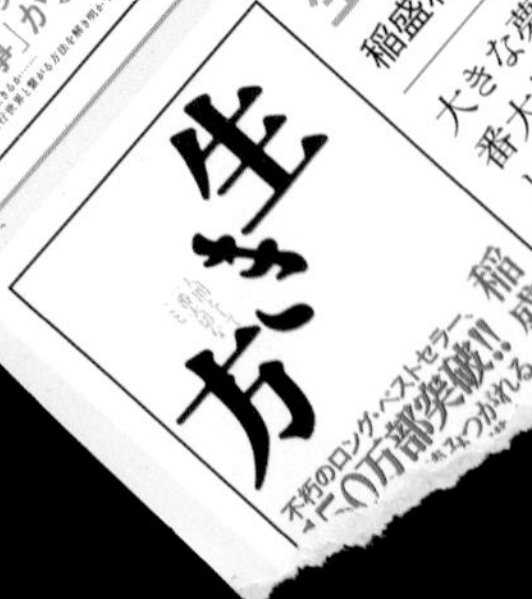

稲盛和夫 著

大きな夢をかなえ、たしかな人生を歩むために一番大切なのは、人間として正しい生き方をすること。二つの世界的大企業・京セラとKDDIを創業した当代随一の経営者がすべての人に贈る、渾身の人生哲学！

定価＝1870円（10%税込） 978-4-7631-9543-2

…%税込） 978-4-7631-4014-2

…じ抜いた吉本興業の
…ちの「孤独」と「絆」

…3998-6

1年で億り人になる

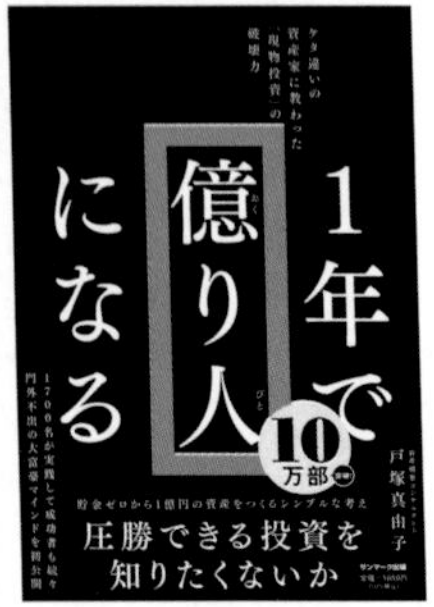

戸塚真由子 著

今一番売れてる「資産作り」の本！
『億り人』とは、投資活動によって、1億円超えの資産を築いた人のこと。
お金の悩みは今年で完全卒業です。
大好評10万部突破！！

定価＝1650円（10%税込） 978-4-7631-4006-7

ぺんたと小春《こはる》のめんどいまちがいさがし

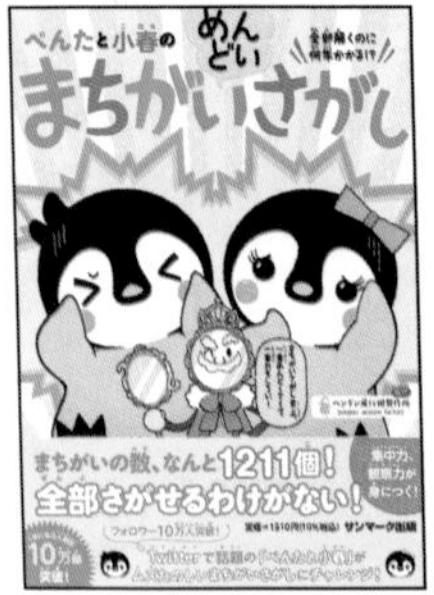

ペンギン飛行機製作所 製作

やってもやっても終わらない！
最強のヒマつぶしBOOK。
集中力、観察力が身につく、ムズたのしいまちがいさがしにチャレンジ！

定価＝1210円（10%税込） 978-4-7631-3859-0

ゆすってごらん りんごの木

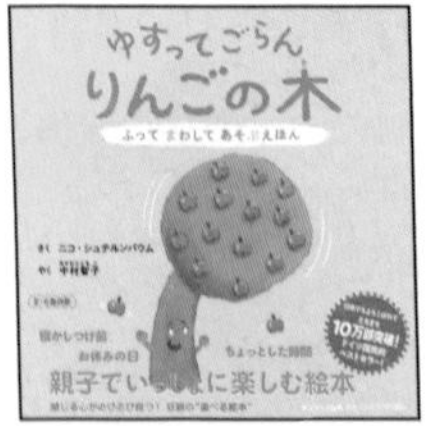

ニコ・シュテルンバウム 著　中村智子 訳

本をふって、まわして、こすって、息ふきかけて…。子どもといっしょに楽しめる「参加型絵本」の決定版！ドイツの超ロング＆ベストセラー絵本、日本上陸！

定価＝1210円（10%税込） 978-4-7631-3900-9

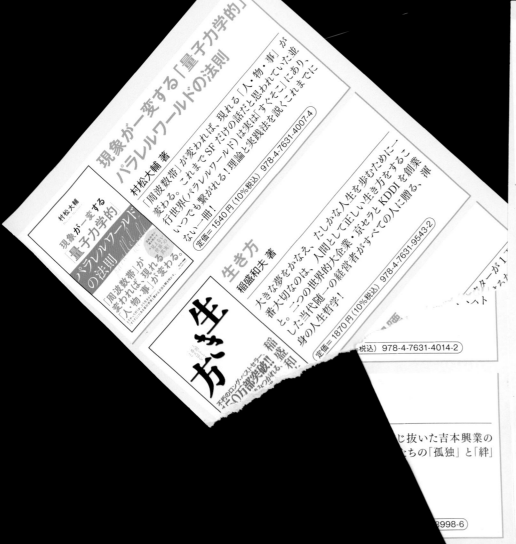

して次の日には、いろんな野菜をソテーして動物性タンパク質を加え、昨日つくっておいた米に混ぜ込むのだ。

ニックはジャガイモが大好きだったので、下ごしらえに少し工夫を加えるだけでよかった。まずはジャガイモを焼いてから冷蔵庫で一晩冷やし、難消化性デンプンの含有量を上げてもらった。

「ヨーグルト」で自分の善玉菌を増やす

自然のプロバイオティクス（善玉菌を含む）食品は数百万個から数十億個の善玉菌（「乳酸菌」や「ビフィズス菌」など）を送りこんで私たちの腸内に定着させ、短鎖脂肪酸をつくり出し、悪玉菌がはびこるのを防ぐ。そして、免疫系と連絡を取ってその感染症と戦う力を補強する。[75、76、77]
次のような発酵食品を食べたり飲んだりすれば、さまざまな善玉菌を腸内に摂り入れることが可能だ。

・ヨーグルト

・チーズ
・キムチ
・ザワークラウト
・テンペ
・味噌
・ケフィア
・コンブチャ

発酵食品をあまり食べたくない場合は、サプリメントで摂るのも一案だ。プロバイオティクスを補うことで、バランスの崩れた微生物叢を健康に生まれ変わらせることができる研究結果が、多数報告されている。[78] こうしたプロバイオティックなサプリメントは、発酵食品をたっぷり食べることで得られる微生物とほとんど違いはない。

ニックの場合、まず発酵食品を食事に取り入れる方法を探した。ヨーグルトとチーズは定番のおやつになったが、キムチとザワークラウトも試してみることにした。

最初の2、3週間、プレバイオティックな野菜の摂取を増やし、発酵食品も取り入れた。すると、ニックの体には負担が大きすぎるとわかったので、いったん発酵食品はやめ、プレバイオティックな野菜と難消化性デンプンの摂取量を上げることに集中した。

私自身は発酵食品が大好きで、私の消化器系は発酵食品にもしっかり対応できるが、なかには食べると調子が悪くなったり、ネガティブな反応が出たりする人もいる。だからここではっきり言おう。腸の健康を改善するために、発酵食品を無理に摂る必要はまったくない。

まずは1週間試して、自分の状態を観察しよう。最初はカップ4分の1とか半分などの少量から始め、体の反応を確かめる。不快な反応——ガスがたまるとか、膨満感があるとか——が出たら、2、3日食べる量を減らし、それで何か違いが出るか確認しよう。

それでもまだネガティブな反応が出るなら、発酵食品はいっさいやめて、プレバイオティックな果物と野菜をもっと摂る。そういう人は、微生物叢の多様性をもっときちんと確立してから、発酵食品をメニューに加えたほうがいい。

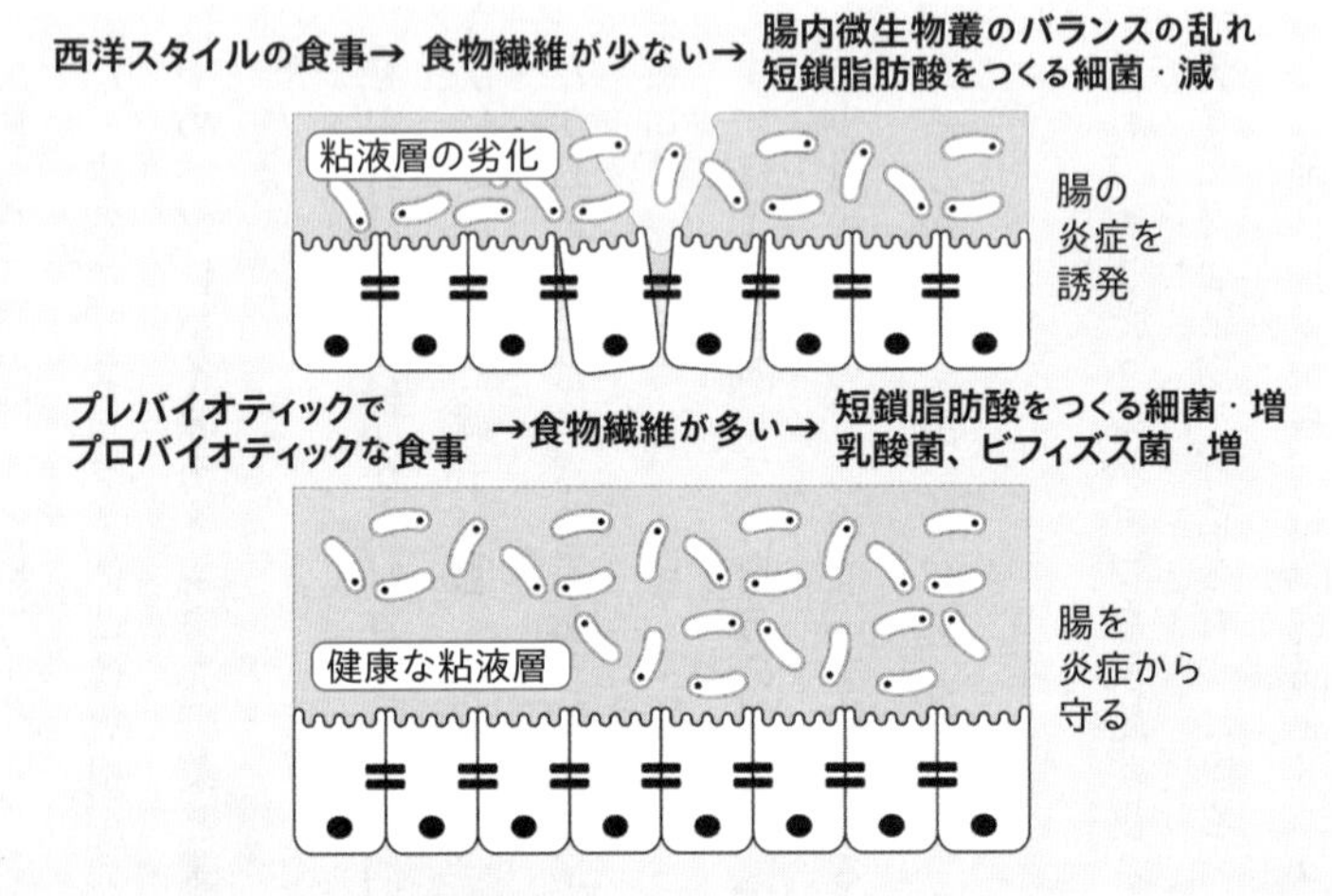

食物繊維は「多様」に摂るのがベスト中のベスト

食物繊維を増やせば、2、3か月のうちに腸内微生物叢は健康になり、ミトコンドリアは元気になり、エネルギーも湧いてくるはずだ。

だが、人生なかなか理想どおりにことは運ばない。

なかには、高繊維食に切り替えて、ガス、膨満感、胃痛、便秘、下痢といった胃腸の不快な症状が悪化する人もいる。これはニンニク、タマネギ、果物、リーキ、カリフラワー、芽キャベツ、小麦、豆類、穀物といった高繊維の食べ物のいくつかは、FODMAP(フォドマップ:発酵性オリゴ糖、二糖類、単糖類、ポリオール類）だからだ。

細菌がＦＯＤＭＡＰをエサにすると、ガスが生成され、それが胃の不快感やその他さまざまな不快症状をもたらす。そのため、炭水化物抜き、または低炭水化物ダイエットを行う人がたくさんいて[79]、この食事法は「低ＦＯＤＭＡＰダイエット」とも呼ばれている。

しかし、低ＦＯＤＭＡＰダイエットは、この胃腸の不調を根本から解決する手段にはならない。これは単に細菌にエサを与えないようにして、ガスの生成を止めているだけだ。

低ＦＯＤＭＡＰダイエットで一時的に不調は解消されるかもしれないが、長い目で見ると、微生物叢の健康にダメージを与えることになる[80]。

腸内の微生物叢の乱れを改善するには、多種多様な高繊維の植物を食べて――できれば発酵食品も摂る――、丈夫で健康な微生物叢をつくっていく必要がある。

消化器の問題を根本から解決する方法はそれしかなく、不快な症状を抑える場当たり的な策を取っても意味がない。

変わった自分をキープする②

最初の食事調整プランを始めて6週間が経った頃、ニックに調子を尋ねた。すると、食事に繊維を取り入れるスタイルが思ったよりずっと簡単にできたと驚いていた。

私が提案したように、最初の2週間、彼はプレバイオティックな野菜と果物の摂取量を増やすことだけに目標を絞っていた。初めはガスがたまったり、膨満感や急な腹痛があったりしたが、2週目にはそれも目に見えて減ったという。

この頃には、ニックは半カップから4分の3カップの発酵食品――たいていキムチかザワークラウト――またはブルーベリーやラズベリー、イチゴ、リンゴ（最も繊維が多いのは皮なので、皮ごと）などを入れたヨーグルトをメニューに加えるようになった。

このときもやはり、ガスがたまったり、膨満感や腹痛に見舞われたりしたが、すでに一度経験ずみだったので、そういう症状は予期していた。だが1週間ほど経っても胃の不快感は消えなかったので、微生物叢が生まれ変わるのにもう少し時間が必要だと考え、発酵食品の摂取量を減らすことにした。

ニックは実に的確に食べる量を調節して、微生物叢の再生に向けて着実に進んでいった。

6週間後、毎日約45～50グラムの繊維を食べるようになっていたニックは、エネルギーが湧きあがるのを感じ、胃の不快な症状もほとんどなくなった。

「調子がよくなって初めて、それまでどれほど調子が悪かったかわかったんです」とニックは言った。

「いまは規則正しい便通があるし、胃の不快感もずっと少なくなりました。それで最近、以前の私はそういう点に問題を抱えていたせいで、いつも異常に緊張していたと気づいたんです」

最後のコーチングのセッションのとき、私はニックにこんな言葉を送った。

「繊維は君の生涯の友だちだ。このプログラムは、症状が解消されたらサヨナラしておしまい、というものじゃない。君はこれからもずっと、微生物叢においしい食事を与えつづける必要がある。そこにいる善玉菌の命は、君にかかっている。善玉菌たちに正しい栄養素を与えれば、彼らは君のミトコンドリアを大切に育ててくれるはずだよ」

腸の問題は、現代人を苦しめる、最もありふれた健康問題の1つだ。私たちはもっと自分の体内の微生物叢がどんな状態にあるか真剣に考え、その多様性を支えていく必要がある。

どれほど長く腸の問題に苦しんできたとしても、軌道修正は可能だ。正しい道を選べば、健康状態とエネルギーは必ず快方に向かう。

チェックリスト

腸を癒やし強い微生物叢をつくり上げることが重要だ。そのチェックに役立つリストをまとめておいた。いますぐ始められると感じる項目を1つか2つ選び、少なくとも2週間、あるいはその項目に慣れてくるまで続けてみよう。

2つ以上の項目を生活のなかに取り入れられると思うなら、そうしてもらってかまわない。ただ、あまり一度にがんばりすぎないこと。あなたの微生物叢は一晩では変わらない。ゆっくり進めて、1つの項目になじんできたら、次に進もう。

ほかの章と同じように、それぞれの項目には大きな目標が1つあり、その下に段階を踏んだ小さい目標が3つか4つ設定してある。

このプログラムのあいだに、胃腸に不快な症状が表れる人がいるかもしれないが、微生物叢の再生が進めば、そうした症状はおさまるはずだ。ただし、症状があまりにつらいときは、食べる量を減らし、1つ前の段階に戻るか、そのチャレンジはやめよう。

□繊維質の野菜中心の食事を摂る

□繊維質の野菜を1日1食
□繊維質の野菜を1日2食
□繊維質の野菜を毎食

□プレバイオティックな野菜を食事に取り入れる

□「最高」または「良」クラスのプレバイオティックな野菜を1日1食
□「最高」または「良」クラスのプレバイオティックな野菜を1日2食
□「最高」または「良」クラスのプレバイオティックな野菜を毎食

□右記プラス「極上」クラスのプレバイオティックな野菜を1食以上

□難消化性デンプンを食事に取り入れる（注：次に挙げる全部を摂る必要はない。自分の好みに従って、最も手に入りやすいものを選ぼう）

□生またはなるべく未加工に近い全粒の穀物を1日1食以上

□グリーンバナナまたはジャガイモのデンプンを1日1食以上

□火を通してから冷ましたデンプンを1日1食以上

□ココナッツオイルを入れて調理してから冷ました米を食べる

□腸に自然のプロバイオティクス食品を与えて善玉菌を増やす（注：もともと低繊維の食事しか摂っていなかった人は、これが最も重要）

□発酵食品を1日1食

□発酵食品を1日2食

□発酵食品を毎食

郵　便　は　が　き

料金受取人払郵便

新宿北局承認

9181

差出有効期間
2026年 1 月
31日まで
切手を貼らずに
お出しください。

169-8790

174

東京都新宿区
北新宿2-21-1
新宿フロントタワー29F

サンマーク出版愛読者係行

ご住所	〒　　　　　　　　都道府県	
フリガナ		☎
お名前		(　　　)
電子メールアドレス		

ご記入されたご住所、お名前、メールアドレスなどは企画の参考、企画用アンケートの依頼、および商品情報の案内の目的にのみ使用するもので、他の目的では使用いたしません。
尚、下記をご希望の方には無料で郵送いたしますので、□欄に✓印を記入し投函して下さい。
□サンマーク出版発行図書目録

1 お買い求めいただいた本の名。

2 本書をお読みになった感想。

3 お買い求めになった書店名。

市・区・郡　　　　町・村　　　　書店

4 本書をお買い求めになった動機は?

・書店で見て　　・人にすすめられて
・新聞広告を見て（朝日・読売・毎日・日経・その他＝　　　）
・雑誌広告を見て（掲載誌＝　　　）
・その他（　　　）

ご購読ありがとうございます。今後の出版物の参考とさせていただきますので、上記のアンケートにお答えください。**抽選で毎月10名の方に図書カード（1000円分）をお送りします。**なお、ご記入いただいた個人情報以外のデータは編集資料の他、広告に使用させていただく場合がございます。

5 下記、ご記入お願いします。

ご職業	1 会社員（業種　　　）2 自営業（業種　　　） 3 公務員（職種　　　）4 学生（中・高・高専・大・専門・院） 5 主婦　　6 その他（　　　）		
性別	男・女	年齢	歳

ホームページ　http://www.sunmark.co.jp　　ご協力ありがとうございました。

5章

「糖」を食べて疲れない

「いちばんいい量」を巡らせエネルギーに変える

「なんでこんなことに……しかも、どうしていまなんでしょう？」

ビルは、どうしていいかわからない、という感じだった。

最初のセッションで聞いた話では、彼は最近、医師から前糖尿病段階だと診断され、処方薬を飲んで血糖値をコントロールしたほうがいいと言われたという。でないと、2型糖尿病への道をまっしぐらだというのだ。

60代半ばのビルは、初孫ができたばかりだ。「この先、孫娘と楽しいことをいっぱいしたいんです。でもこのままだと、私の人生は衰えていく一方かと不安で……」

これに加えて、ビルにはさらに不安材料があった。父親も人生の晩年になってから2型糖尿病になり、心臓病で亡くなったのだ（2型糖尿病になると、心疾患を発症するリスクが非常に高くなる）。

ビルはもちろん父親のようにはなりたくなかったが、医師に処方された薬を飲むべきかどうかについても確信がもてなかった。

また、前糖尿病段階という診断がビルにとって最大の問題なのは確かだったが、ほかにも心配な症状がいくつもあった。それで彼は私のもとを訪ねてきたのだ。

「食事のあと、とても疲れて……横にならずにはいられないんです。1日中、エネルギッシュな状態と、眠くてしかたない状態を行ったり来たりしている感じです」

私にはビルの気持ちがよくわかった。何かの病気だと診断されたり、なんの病気なのかわからないとさじを投げられたりしたら、誰だって怖くなる。

それに、疲労などの症状がなぜ起きているのか、その理由がわからないときも不安になる。

だがビルの場合、問題の発生源は明らかだった。

「不安定な血糖値」だ。

高血糖は「死亡率」を70％上げる

人間が体を維持していくには、血糖、とくにグルコース（ブドウ糖）が必要だ。ミトコンドリアは細胞に供給するＡＴＰ（細胞エネルギー）をつくるために、グルコース（および脂肪と、タンパク質から得たアミノ酸）を使う。だが、ほかに脳のような器官もグルコースを主要な燃料源として使うため、そうした器官がきちんと機能するためにもグルコースの安定した供給が必要になる。

グルコースを供給するのは、炭水化物だ。炭水化物は消化されるとグルコースに分解され、腸障壁を通り抜けて血流に吸収される。それが体中の細胞に送り届けられて、エネルギーをつくり出すもととなったり、後日の使用に備えてたくわえられたりする。

食事をすると、当然血糖値は上がる。それから徐々に下がり、次の食事を摂る前くらいに最低値になる。

このように血糖値が上下するのは普通だが、正常な範囲には厳密な規定値がある。グルコース値が低すぎると、昏睡状態に陥って死んでしまうかもしれない。逆に長期間にわたって高いままだと、血管や神経、臓器に損傷をもたらす恐れがある。

私たちにはグルコースが必要だが、多すぎても少なすぎてもいけないのだ。

だが、数百万もの人が「血糖コントロール不良」という状態に陥っている。これは体が血糖値を安定させる能力を失い、心身の健康とエネルギーレベルに深刻な悪影響を与える状態をいう。

アメリカでは、成人の約42％が前糖尿病段階あるいは糖尿病と診断されている。前糖尿病段階と言われる人はおよそ30％、残り12％が完全な糖尿病患者で、その大部分が2型糖尿病と言われている[1]。

2型糖尿病は、体内の血糖値が慢性的に高く、健康値まで下がらないと起こる病気だ。この病気を引き起こす状態を「高血糖状態」と呼ぶ。

前糖尿病段階や糖尿病は、単なる疲労に比べてはるかに深刻だ。82万人以上を対象に行われた97件の研究をメタ分析した結果、糖尿病になると、血中脂質や炎症、年齢、BMIといったリスク因子を調整しても、**死亡する確率（理由はなんでもいい）が70％増加し、ほかの病気による死亡率も3倍以上になる**とわかった[2]。

2型糖尿病患者がさまざまな理由で死ぬ確率
（糖尿病のない人と比べて増加する割合）

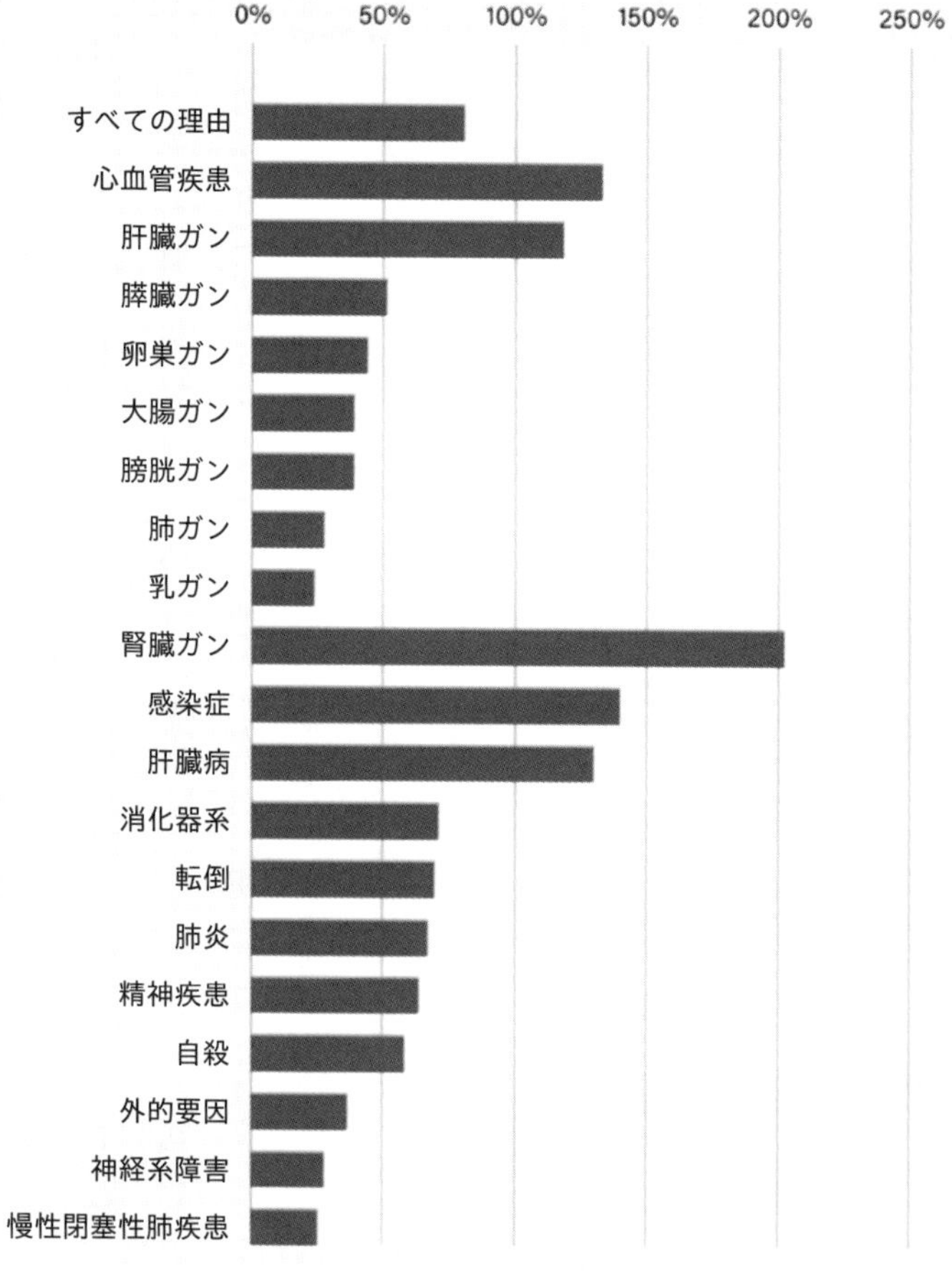

糖尿病でなくても「食後グルコース急上昇」はダメージ大

また、糖尿病は非常にお金のかかる病気で、アメリカ政府は毎年約3270億ドル（約45兆1260億円）を糖尿病関連の医療費として支出し、医療費として支払われる7ドル（約970円）ごとに1ドル（約138円）が糖尿病のために使われている。[3]

個人の負担額でいうと、もしあなたが糖尿病患者なら、糖尿病でない人に比べて、年間の医療費を2倍以上払うことになると思えばいい。糖尿病でない人の医療費が7151ドル（約99万円）なのに対し、糖尿病患者の払う医療費は1万6752ドル（約231万円）にものぼる。[4]

さらに、規定の診断基準にもとづいて糖尿病ではないとされた場合でも、食後にグルコース値が上がりすぎる人は、かなりの健康リスクを背負うことになる。たとえ医療基準では正常の範囲内でも、血糖コントロールが悪化するにつれて、心血管疾患になったりそれで死んだりするリスクは確実に上がる。[5]

そして血糖コントロールにかかわる最も危険度が高い問題は、「血糖値変動」と呼ばれる状態だ。これは1日のうちに血糖値が激しく変動する状態をいう。

研究によると、糖尿病があってもなくても、日常的な血糖の平均値を決める最も大きな因子はこの血糖値変動であり[6]、昔から言われるリスク因子とは関係なく、糖尿病の合併症を引き起こす最大のリスク因子になっているという[7、8]。

血糖値の変動が「ミトコンドリア」に影響する

細胞はグルコースを燃料とするため、血糖値が激しく変動したり、ずっと低いままだったり、ずっと高いままだったりすると、疲労を感じる。

また血糖値が安定しないと、ミトコンドリアに悪影響が及ぶせいで、激しい疲れを覚える場合もある。

血糖値が下がりすぎた状態は「低血糖」と呼ばれる。この症状はかなり急性のもので、ひきつけや呼吸停止、心臓発作など突然死を招くこともある[9]。

人間という種が生き残るために、人類は進化の段階で、低血糖を起こさないための強力な予防策をいくつか準備してきた。たとえば、肝臓はつねにグルコースを血中に送り出し、1日を通して血糖値を一定に保とうとするし、血糖値が下がりすぎると副腎が大急ぎでアドレナリンを放出する。

治療が必要なほどの低血糖症はそれほど数が多くないとはいえ、低血糖を軽視するのはやめたほうがいい。成人の3人に1人は食後に低血糖の症状を経験するうえ、[10] これが糖尿病患者の成人になると4人のうち3人にまではねあがる。これはたいてい糖尿病の治療薬のせいだ。[11、12]

この症状は「反応性低血糖」と呼ばれ、食後2~5時間ほど血糖値が下がりすぎる状態を指す。きっかけはさまざまで、胃が急激に空になったときや、腸ホルモンが過剰に分泌されたとき、過剰なインスリン反応が遅れて起きたとき、インスリン抵抗性が代償性高インスリン血症【訳注／インスリンの効きが悪いために膵臓がインスリンを分泌しつづける状態になること】を引き起こしたとき、または甲状腺機能低下症があるときなどに起きる。[13、14]

食事のあと血糖値が低いままだと、筋肉や組織、さらに脳のような器官が使えるエネルギーの量も少ないままになる。

人間の脳にあるニューロンが最も多くのエネルギーを必要とするため、血中からつねにグルコースの供給を受けなければならない。[15] 脳の重さは体重のわずか2％だが、グルコースの消費量は体内で最も多い。なんと、グルコースが生み出すエネルギーの20％だ。

とくに、食後に血糖値が低くなりすぎると次のような症状が表れる。

・疲労
・震え
・めまい
・混乱
・不機嫌
・不安

なかには、実際には低血糖になっていないのに、反応性低血糖を経験する人もいる。[16]

これは「突発性食後症候群」と呼ばれるが、なぜこのような症状が起きるかはまだわかっていない（「突発性」とは「原因不明」という意味なのだ）。

血糖の制御にかかわるすべてのホルモンが、正常な血糖値を維持するために多大な労力を消費しているためにこうした症状が表れる、というのがいちばん妥当な説明だろう。[17]

たとえば、インスリン反応が遅れると普通は低血糖になるが、そこにアドレナリンが大量に放出されると低血糖が回避される。しかし、汗や震えといった症状だけは残ってしまう。

こうした場合、細胞は本当に必要とする燃料を十分に得ていないので、疲れを感じるだけでなく、ミトコンドリアも打撃を受ける。**高血糖の発作や低血糖の症状が出ると、ミトコンドリアにも機能不全が起きてしまうのだ。**

また、血糖値が低くなりすぎると、酸化ストレスが増えて、ミトコンドリアは細胞防御モードに入るため、さらにエネルギー産生量が低下することになる。[18]

「食後ときどき高血糖」で体内が酸化する

血糖値が下がりすぎるのは問題だが、高いままなのもよくない。血糖値が上がったままの状態を高血糖と呼び、次のような症状が表れる。

・疲労
・喉の渇きと空腹感
・視界のぼやけ
・頻尿
・頭痛

慢性的な高血糖状態は前糖尿病段階や本物の糖尿病につながるだけでなく、食後にときどき高血糖状態になるだけでも、体内の酸化ストレスのもととなる。[19、20] 酸化ストレスはミトコンドリアに損傷を与え、エネルギー産生能力を低下させる。[21、22、23]

エネルギーレベルへのもう1つのダメージとして、食後のグルコース急上昇による酸化ストレスは、免疫系を刺激して炎症を誘発するシグナル伝達分子を分泌させる。[24]

これは前述した「疾病行動」によって疲労をもたらすだけでなく、神経性炎症につながって、最終的に神経変性疾患や認知機能障害を引き起こす恐れがある。[25]

また血糖値の急上昇は、脳内のオレキシン・シグナル伝達も抑制する。[26] オレキシンは、覚醒して体を動かしたい気持ちにかかわる神経伝達物質だ。血糖値のコントロールがうまくいかず、オレキシンのレベルが低くなると、通常よりはるかに疲れやすくなる。

どんな健康状態だろうと、血糖値のコントロールがうまくいっていないと、正常なエネルギーレベルは保てない。食後の血糖値急上昇と、反応性低血糖はどちらも、とくに脳内の酸化ストレスとミトコンドリア機能不全を引き起こす。

糖尿病患者の場合、血糖値は慢性的に高いままなので、エネルギーレベルはどんどん下がる。2型糖尿病患者には慢性疲労は非常によく見られる症状で、患者のほぼ3人に2人が疲労に苦しんでいるし、糖尿病の症状として話題になる機会が2番目に多い。[27]

血糖値をうまくコントロールしている糖尿病患者であっても、疲れはなかなか消えない――ミトコンドリアの機能不全が2型糖尿病特有の症状であることを考えれば、それも当然だろう。[28, 29]

2型糖尿病患者のエネルギーレベルが上がらないのは、生理的な理由だけでなく、心理的および生活スタイル的な理由も大きい。[30] 医師のなかには、「糖尿疲労症候群」と

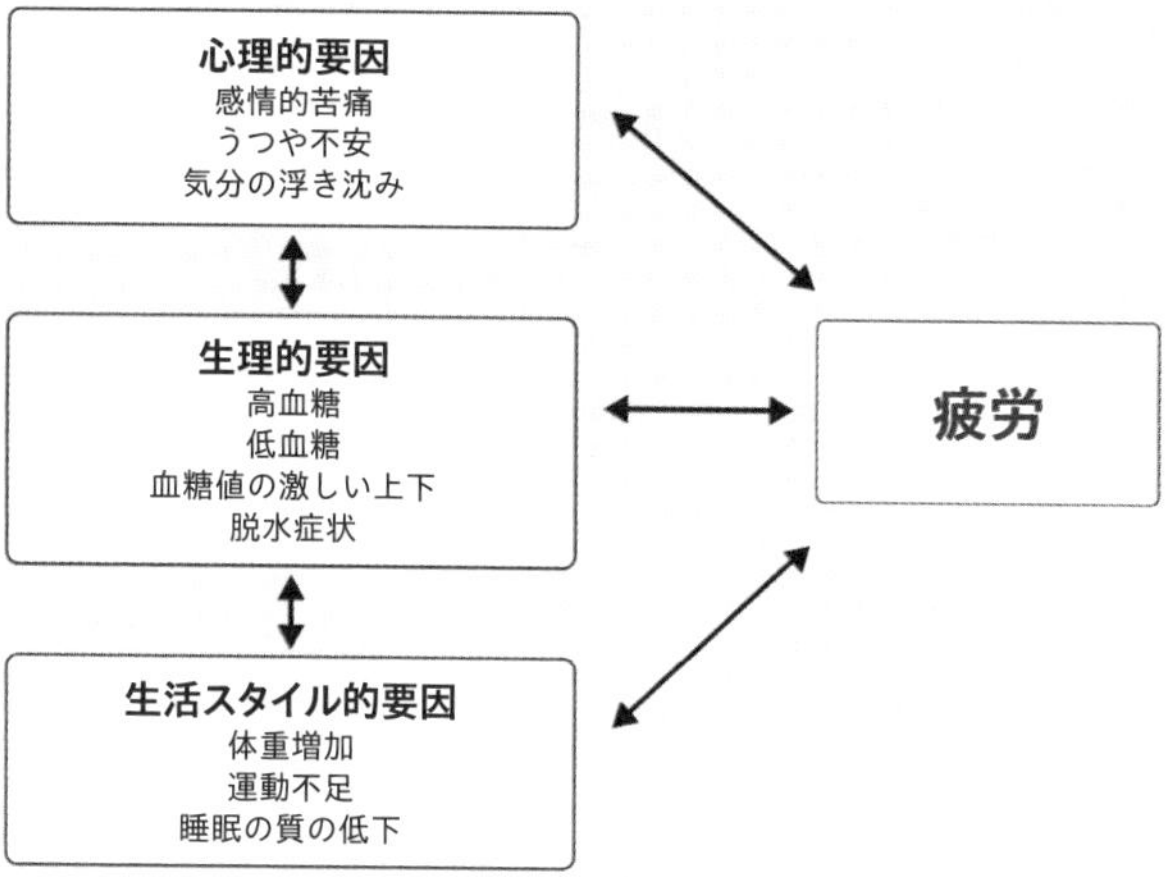

いう病名を考案して、糖尿病によって起きる疲労をほかの原因による慢性疲労と区別しようとする人もいる。[31]

脂肪細胞が膨れると「新しい脂肪細胞」が生まれる

私たちには一人ひとり、体脂肪の最適値の範囲があり、自分の代謝系を正常に機能させるにはその範囲を守らなければならない。「個別脂肪閾値《しきいち》」と呼ばれるその範囲を超えると、代謝系は機能不全を起こし、2型糖尿病になる恐れがある。[32]

私たちの体は、もしもに備えて肌の下に脂肪をたくわえる。この皮下脂肪は、ほかの器官や筋肉が必要としない余分なグル

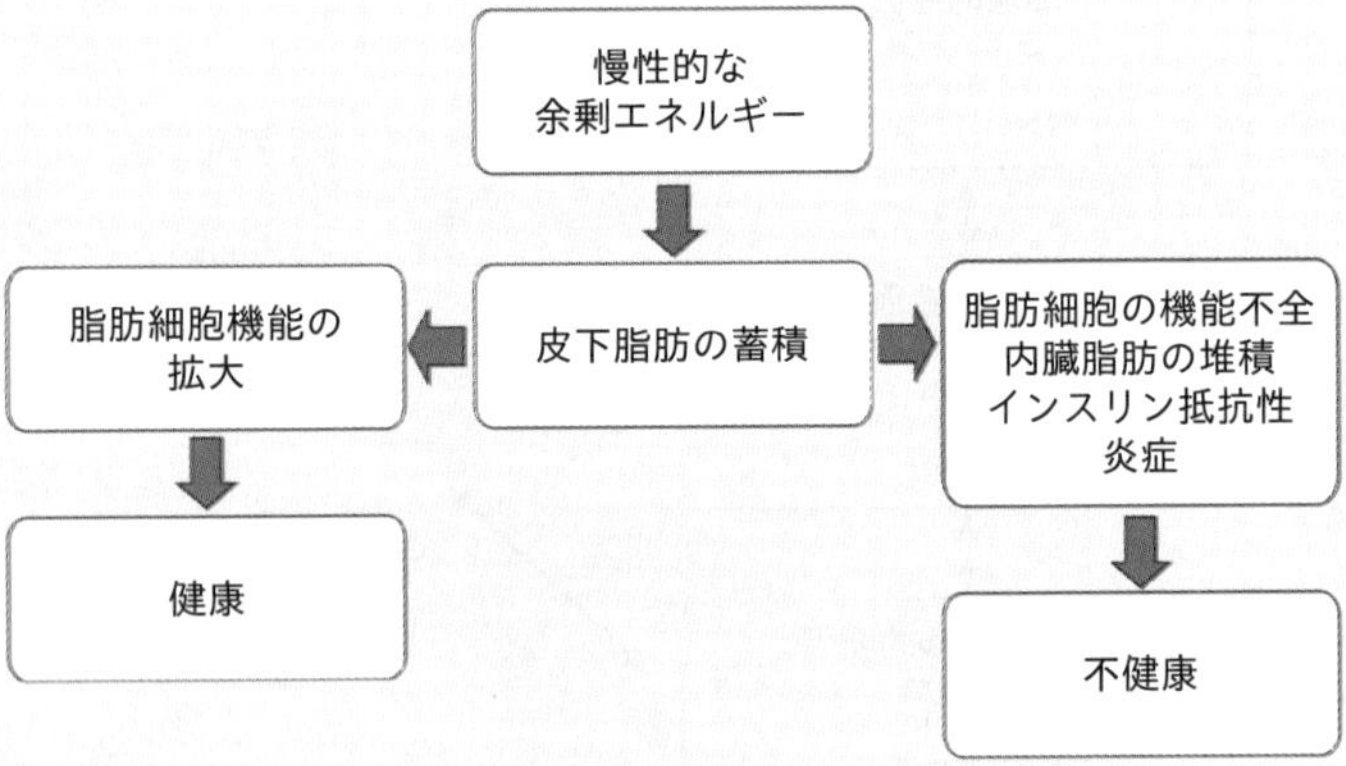

コースと脂肪を吸収し、断食や飢餓の際に使えるよう貯蔵しておける安全な場所だ。

脂肪細胞はエネルギーを取り込むにつれ、空気の入った風船のようにふくらむ。だが、風船は空気が入りすぎると破裂してしまう。脂肪細胞は大きさが「臨界閾値」に達すると、自らの身を守るためエネルギーの供給を受けつけなくなり、新たな脂肪細胞をつくり出してさらに多くのエネルギーを取り込もうとする。[33]

新たな脂肪細胞をつくり出してエネルギーの負荷を分配する能力があるかどうかは、私たちの遺伝子によるところが大きい。

脂肪細胞が多い人ほど、代謝に異常が起きる前にたくわえる脂肪も多い。[34、35、36] 肥満気味でも、代謝的には健康な人とそうでない人がいるのはこのためだ。

また、体重は正常なのに2型糖尿病になる人がいるのも、やはりこれが理由だ――その人たちは、個別脂肪閾値を超えた状態になっているのだ。


脂肪細胞が大きくなりすぎて、自らの生命を守るためにインスリン抵抗性を帯びると、代謝機能に異常が生じる[37]。

余分なグルコースを引き受けてくれる脂肪細胞が見つからなくなると、体は脂肪細胞のインスリン抵抗性を克服しようと、さらに多くのインスリンを送り出す。これは一時的に功を奏するが、脂肪細胞内に恐ろしい量の脂肪がたくわえられ、やがて酸化ストレスや炎症、さらに克服不能なレベルのインスリン抵抗性を引き起こす。

この時点で、脂肪細胞はきちんと働かなくなっている[38]。脂肪細胞に酸化ストレスと炎症が発生することで、炎症を誘発するシグナル伝達分子が分泌され、それが全身に炎症をもたらす。

また克服不能なインスリン抵抗性によって、脂肪酸が血流へと漏れ出し、それが本来たくわえられるべきではない骨格筋や肝臓、膵臓にたくわえられてしまう[39](異所性脂

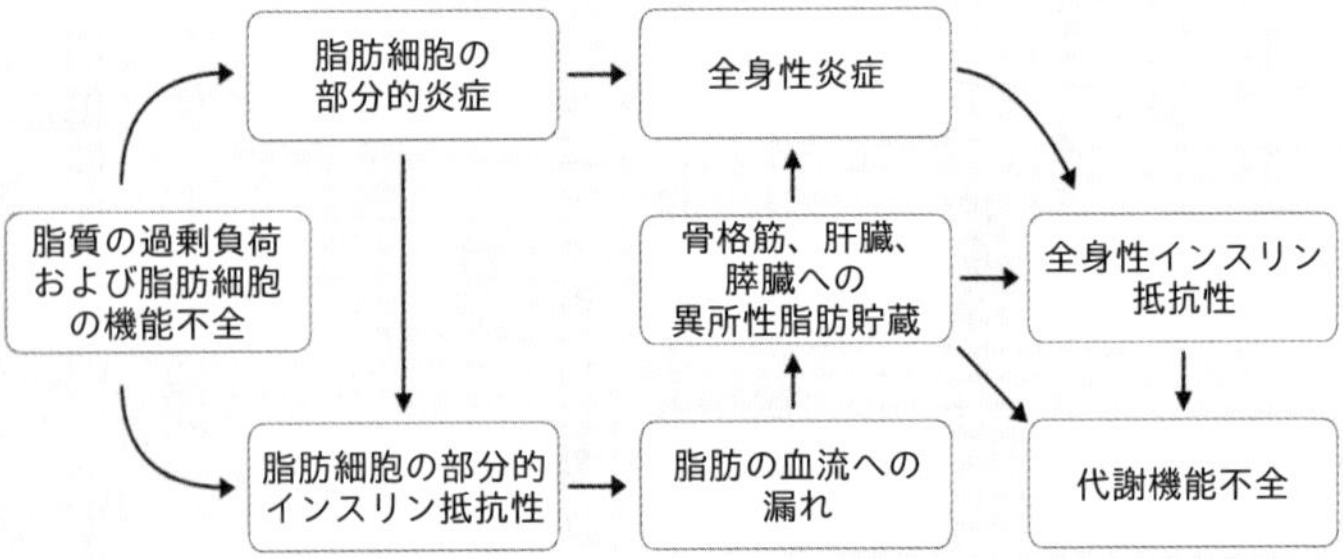

肪）。

全身性炎症と異所性脂肪はそれぞれ、全身性インスリン抵抗性を引き起こし、そのせいで代謝が機能不全に陥る。

インスリン抵抗性と代謝機能不全は、最終的に体に激しい疲労をもたらす。その状態が長期にわたって続くと、その先に待っているのは……2型糖尿病の宣告だ。

血糖値の「波」をならす

十分なエネルギーと健康を手に入れたければ、昼も夜も血糖値を安定させておくことだ。

つまり、血糖値の激しい上下、食後の血

糖値急降下、慢性的な高血糖状態といった、2型糖尿病につながる要因をなくせばいい。

血糖値と血糖コントロールを改善するには、何よりもまず食事が大事だ。血糖値は次の2つと直接つながりがある。

①何を食べるか、そして②体脂肪だ。

これから述べる栄養戦略を実行する際には、血糖値をコントロールしてエネルギーを取り戻すことに的を絞ってほしい。それがうまくいくかどうかは、何を食べるかというあなたの選択にかかっている。

食事を変えるだけでエネルギーレベルを調整し直せるし、前糖尿病段階や2型糖尿病から回復もできる（そう、本当に糖尿病を克服することもできるのだ）。

これから紹介する戦略のなかには、聞き覚えがあるプランもあるはずだ。というのも、いくつかの戦略は、エネルギーの時計を整えたり脂肪を減らしたりするのと同じだからだ。

本章では、血糖値の急激な上下を制御するこうした手段を取り入れるべき理由を、科学に裏打ちされた証拠を挙げて解説する。

もちろん、これまでの内容——とくに2章と3章——をもう一度確認してもらってもかまわない。概日リズムの機能不全や体脂肪過多の状態は、血糖値の問題と同時に起きている場合も多い。

したがって、睡眠の質を取り戻すプランや、体脂肪を減らすプランを始めると、血糖コントロールも改善するケースがある。とくに前糖尿病段階の人や、2型糖尿病など何らかの代謝機能不全を抱えている人には、そういうケースもめずらしくない。

3 「食後の気分」で重要なことがわかる

糖尿病がない人でも、血糖値の問題は疲労の原因になりうる。

私からのアドバイスは、血液検査を定期的に受けること。医師にかかっている場合には、空腹時血糖値とＨｂＡ１ｃ【訳注／糖化ヘモグロビンの濃度】、空腹時インスリン値をチェックしてもらおう。

経口的グルコース負荷試験でのグルコース／インスリン反応を見るのも、血糖コントロールに役立つだろう。

食後どういう気分になるかも、つねに気をつけよう。

食べ物はエネルギーだから、食べたらエネルギーが満ちた気分になるのが理想で、だるくて眠くなるのは望ましくない。

食後のエネルギーレベルは血糖値だけに左右されるわけではないが、やはり血糖値の影響はとても大きい。もし食後に疲れを感じることがよくあるなら、本章をとくに注意して読んでほしい。

9 薬なしで「2型糖尿病」を克服する

ほんの2、3週間で2型糖尿病を克服できることを、あなたは知っているだろうか？

ここ10年ほどで、食事だけで2型糖尿病を克服できると証明する研究がいくつも発表されてきた。要するに、体脂肪を十分落とし、二度と個別脂肪閾値を超えないようにすればいいのだ。

こうした研究を指揮しているのが、個別脂肪閾値という考え方を最初に取り入れたロイ・テイラーだ。[40、41、42]その研究では、[43]2型糖尿病になって4年以内の肥満気味あるいは肥満の人のグループを対象に、8週間にわたって600キロカロリーの流動食を摂ってもらい、同時に糖尿病の薬はすべてやめてもらった。

結果は次のとおりだ。

- 参加者は平均15・4キロの減量を示し、最初の体重の約15％を落とすことができた。落ちた重さの83％は体脂肪だった。
- 骨格筋のインスリン感受性と、グルコースを血流から摂取する能力は68％上昇した。
- 肝臓脂肪は70％減少し、研究開始時に脂肪肝と診断された人は完全に脂肪肝でなくなった。肝臓のインスリン感受性は72％上昇し、肝臓のグルコース産生は34％減少した。
- 膵臓脂肪は23％減少し、その結果、炭水化物を食べたときのインスリン反応も正常

2型糖尿病患者における8週間の極端なカロリー制限の効果
（カウンターポイント研究）

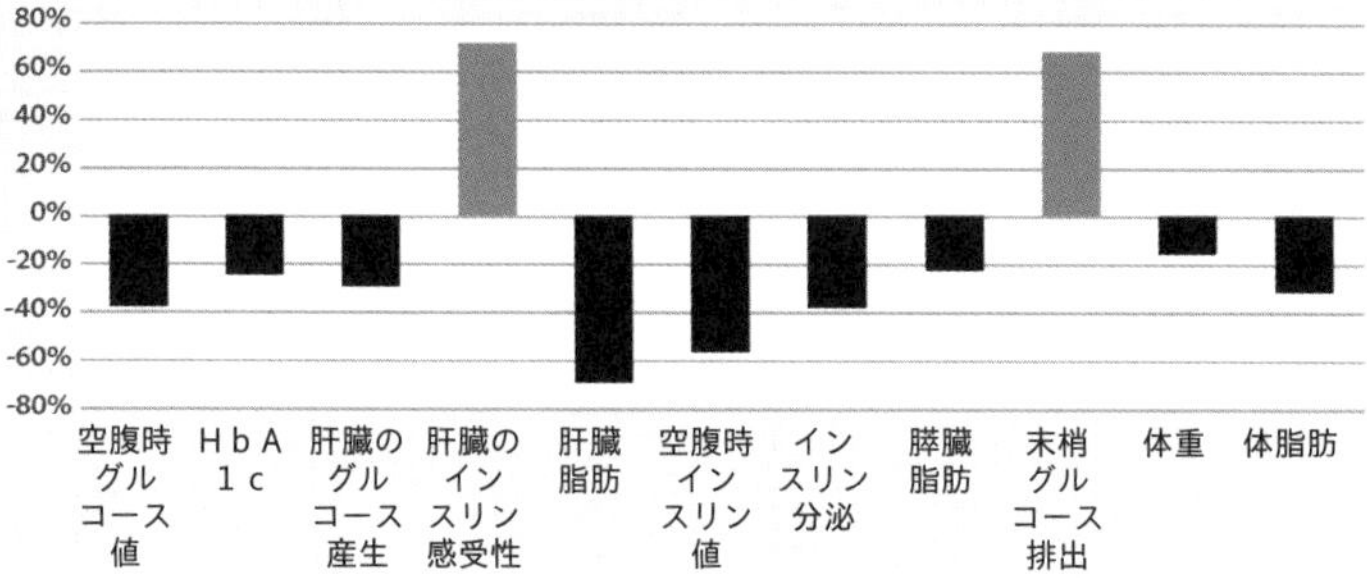

化した。

・空腹時グルコース値は40％低下し、空腹時インスリン値は半分に落ち、HbA1cは7・4％から6％まで減少した。

極端なダイエットを8週間続けた結果、参加者たちは2型糖尿病を克服した。

このフォローアップ研究として、テイラーは2型糖尿病患者の参加者にもう一度、8週間にわたり600キロカロリーダイエットを行ってもらい、その後6か月をかけて徐々に普通の食べ物に戻していってもらった。[44]

その結果わかったのは、参加者が落とした体重をそのままキープできているかぎり、

2型糖尿病は再発しないことだった。その人たちはカロリーや炭水化物の摂取量を増やしても、問題は起きなかった。

3 「脂肪」を減らすほど糖尿病はよくなる

しかし、かなり体重を落としたにもかかわらず、糖尿病を克服できない人もいた。糖尿病になって4年経っていない人の87％が体重減少によってよい結果を得られたのに対し、4年以上経っている人たちは50％しか糖尿病を克服できなかった。

この理由の1つは、**糖尿病患者として長い時間を過ごした人ほど膵臓にダメージを受けやすいことだ。**

膵臓に大きな損傷や機能不全が起こると、いくら体重を落としても、糖尿病を克服するのが難しくなる。さらに、長年糖尿病(またはほかの病気)を患っていて、それが膵臓のような特定の組織や臓器、腺に大きな損傷(たとえば細胞死のような)を与えていると、2型糖尿病を完全に克服するのは相当難しくなる。

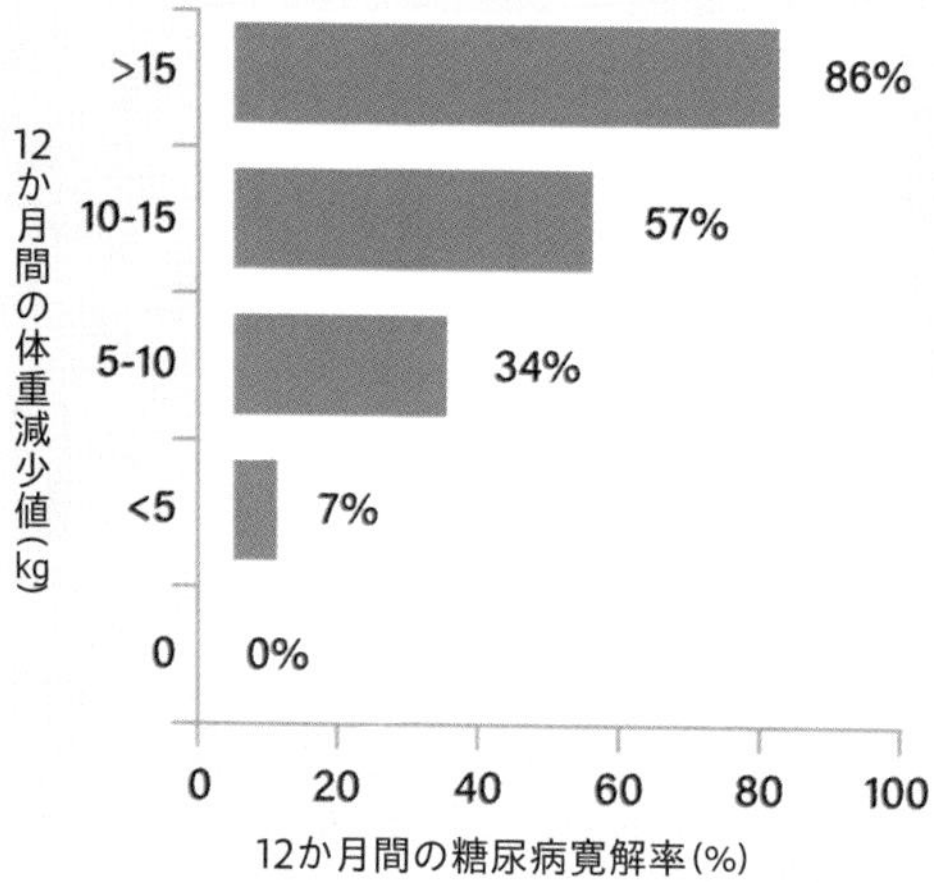

２型糖尿病を克服できたにせよできなかったにせよ、体脂肪を落としてその状態をキープすることで、研究に参加した人たち全員の健康状態は明らかによくなり、身体組成の向上、インスリン感受性の回復、脂肪肝と肝機能の正常化といったよい変化が見られた。

テイラーはこの発見を、のちに行った１年間に及ぶＤｉＲＥＣＴ研究でも確認している。[45] それによると、糖尿病を克服できる可能性は、体脂肪の減少量に比例して増加することがわかった。

体脂肪減少量が約５・４キロ以下だった参加者のうち、２型糖尿病の克服に成功した人はわずか７％だったが、約15キロ以上の減量に成功した参加者は、なんと86％が2型糖尿病を克服できたという。

とにかく脂肪を落とす――「すい臓」が回復する

約4・5キロしか体重が減っていなくても糖尿病を克服できた人たちもいたが、その人たちはほかの人たちほど体重を減らす必要がなかったからだ。

2型糖尿病は個別脂肪閾値を超えたときに起こるが、この閾値は人によって違う事実を思い出してほしい。

2型糖尿病を克服するためにどれほど体脂肪を減らせばいいかは、どこを起点と考えるかによる。この起点となるのは、**膵臓が正常な機能を取り戻し、インスリンの産生を始める時点**だ。[46]

こんな話をするのは、あなたをがっかりさせたり、落ち込ませたりしたいからではない。体脂肪を減らすのは、つねに健康にとってよいことばかりだし、できればすべての人に勧めたいプランだ。だが私が目指しているのは、あなたが自分の健康にとって最適な選択をするのに役立つ情報を提供することだ。
あなたが2型糖尿病患者なら、大事なのは希望と楽観的なものの見方だ。体脂肪を減らせば糖尿病を克服できる。そして長年にわたって糖尿病患者だった人は、完全に病気を克服することはできないかもしれないが、体脂肪を減らすことで、心と体の健康全般を大きく向上させられるのだ。

効果を一気に得るために極端なダイエットに走る必要はない。何より大事なのは、とにかく体脂肪を落とすこと。糖尿病を克服するために、超低カロリーダイエットで飢餓状態に陥ったり、その他の特殊なダイエットに挑戦したりする必要もない。

また、膵臓に損傷を抱える人にも希望はある。研究によると、長期にわたって減少した体脂肪をそのままキープできれば、時間はかかるが、膵臓も回復して再生させられるという。[47、48]

「植物」の糖質に注意する

炭水化物を食べると血糖値が上がるのは、食物脂肪を摂ったあとに血中の脂質が増えたり、食物タンパク質を摂ったあとにアミノ酸が増えたりするのと同じで、ごく自然なことだ。

だが、血糖値を低く抑えるのに苦労しているなら、炭水化物の摂取量を減らすのはきわめて合理的だ。とくに、前糖尿病段階の人や糖尿病患者にとっては間違いなく効き目のある方法だろう。

さまざまな研究やメタ分析が明らかにするように、低炭水化物ダイエットは中程度の炭水化物ダイエットまたは高炭水化物ダイエットに比べてはるかに効果が高く、血糖値（ＨｂＡ１ｃ）の平均を下げたり、糖尿病治療薬の必要性を減らしたり、２型糖尿病を寛解させたりするのに大きく貢献している。[49、50]

アメリカ糖尿病協会とヨーロッパ糖尿病研究協会では、２型糖尿病に見られる高血糖値を解消する手段として、低炭水化物ダイエットを推奨している。[51、52] だが、食事全体の質を保つことが重要だという意見も、当然ながら指摘されている。

どんな食事パターンや食事法に従っても、炭水化物全体の摂取を減らせば、血糖コントロールと血糖値の改善に大きな効果が見込めると両協会は認めている。

低炭水化物ダイエット		
制限なし	摂取量に注意	避ける
肉およびシーフード、卵、チーズ、ギリシャヨーグルト、ナッツ類およびシード類、脂肪および油脂、繊維質の野菜、プロテインパウダー	牛乳および大部分の乳製品、ベリー類、大豆製品	穀類、デンプン質の根菜、大部分の果物、大部分の豆類

ケトジェニックダイエットでも、ベジタリアンでも、地中海式ダイエットでも、みな効果が期待できるが、大切なのは繊維質の野菜と発酵食品とプレバイオティックな繊維をたっぷり摂って、腸の健康を保つことだという。

もし低炭水化物ダイエットを始めたいなら、まずは血糖値を急上昇させる炭水化物やデンプンを摂らないようにするのがいい。具体的には、穀物、パン、朝食用シリアル、米、パスタ、ほとんどの果物、ニンジンやジャガイモなどのデンプン質の根菜、コーン、ほとんどの豆類などだ。

ほかの食べ物（牛乳やほとんどの乳製品、ベリー類、大豆製品）もできるだけ控えたいが、肉、シーフード、卵、ギリシャヨーグルト、ナッツ類とシード類、そしてトマトやナス、キャベツ、ホウレンソウなどの繊維が多くデンプン質でない野菜は、好きなだけ食べてかまわない。

「制限なし」食べ物を好きなだけ食べる

前糖尿病段階と診断されたことから考えると、ビルの現在の体重は個別脂肪閾値を超えているようだった。ビルがどれくらい減量すればいいか、はっきりした数字はわからなかったが、彼が現在たくわえている余分な体脂肪を見て、そこから目標の数値を算出することはできた。

ビルはかなり体格のいい男性だった。大学時代はアメリカンフットボールのラインバッカーで鳴らし、社会に出てからはずっと建設業の現場監督として過ごしてきた。体力的にきつい仕事だったので、カロリーの高い食事を摂るのは仕方ないと自分を甘やかしてきた。

週に2、3回はハンバーガーとポテト、ピザ、ハムサンドイッチとポテトチップス、ミートボール入りスパゲッティとガーリックブレッドといったメニューを選び、夜中におやつを食べることもよくあった。

ビルの体脂肪は理想より11キロから16キロほど多かったが、低炭水化物ダイエットを実行すれば、すぐに変化が表れるだろうと思った。ただ、ビルのふだんの食事パターンを考えると、食事内容を変えても体脂肪率をキープするのはかなり難しそうだった。


なんとかビルを成功に導きたいと思った私は、まず1日1食、「避ける」リストにある食べ物を「制限なし」リストの食べ物と置き換えるところから始めてもらうことにした。「これを2週間続けましょう。それができたら、次は1日2食、『制限なし』リストにある食べ物だけを摂ることを目指します」とビルに伝えた。「そして1か月経ったら、次は3食全部を目指しましょう」

こうして徐々に低炭水化物ダイエットに変えていけば、体脂肪が減ってくるにつれてその効果が表れ、たとえ少しずつでもエネルギーが湧いてくるのを感じて、そのうちビルは炭水化物まみれのメニューが食べたいと思わなくなる、という考えだった。

だが実際には、人は何かを食べてはいけないと言われると、逆にそれが食べたくてしかたなくなるものだ。また、低炭水化物ダイエットに切り替えると、私たちの体に大きな変化(必ずしもよい変化だけとは限らない)が生じる場合もある。

だからこそ、「少しずつの変化」こそが、体重をリバウンドさせることなく、体脂肪を減らして維持する重要なポイントなのだ。

低炭水化物ダイエットは制限が多いように思えるかもしれないが、実は選択肢は無限にある。

「これはカロリー計算にこだわる食事法ではないので、『制限なし』リストにある食べ物なら、好きなだけ食べてもらってかまいません」と私はビルに言った。

動物性タンパク質やシーフード、生野菜、健康にいい脂質、ギリシャヨーグルト、さらに何種類かの乳製品も、好きなだけ食べてOKだ。ふだんの食事に炭水化物やデンプン質の野菜をたくさん摂っているなら、低炭水化物ダイエットに変えれば、体脂肪減とエネルギー向上の面ですぐに効果が表れるだろう。血糖値についても、おそらく数週間のうちに劇的な改善が見られるはずだ。

だが低炭水化物ダイエットは重要な効果を示す一方、２型糖尿病の原因（つまり体脂肪過多）には根本的に対処できない。体脂肪がなかなか落ちない人の場合、低炭水化物ダイエットを通じて血糖値を下げることはできても、糖尿病そのものを克服することはできないからだ。

低炭水化物ダイエットで体脂肪を減らせる人もいるかもしれないが、体脂肪が減らない人は、ほかの手段を試したほうがいいだろう。

「眠れない」と糖尿病リスク増

血糖コントロールに苦しんでいるなら、食べる時間と寝る時間を見直そう。概日リズムの乱れや機能不全と血糖コントロール不良には、つながりがある場合が多い。[53]

概日リズムの機能不全はグルコースの代謝を妨げるが、これは膵臓や脂肪細胞の機能不全のような直接的なメカニズムによってもたらされる場合もあれば、腸内微生物叢や免疫系、内分泌系、満腹信号の伝達などの機能不全といった間接的なメカニズムによってもたらされる場合もある。[54、55、56]

毎晩7〜8時間の睡眠がきちんと取れないと、インスリンを使ってグルコースを吸収する体の能力に悪影響が及ぶ。たとえば睡眠時間が5時間しかないと、インスリン感受性――つまり体がグルコースを吸収して使用する能力――が23％低下する。この数字は、短時間のまとまりでしか眠らず、一晩じゅう起きていて午前9時に眠る人だと、47％に倍増する。[57]

また、一晩に5〜6時間しか眠らない人は2型糖尿病を発症するリスクが高くなること、睡眠時間が短いと血糖コントロールとインスリン感受性が低下することも、さまざまな研究で確認されている。[58]

睡眠の質が落ちる原因は、実際に睡眠時間が短いことだけでなく、断片的な睡眠しか取れないことや、睡眠時無呼吸、概日リズムの乱れなども関係している。

実際、あるメタ分析によると、寝つきの悪い人は2型糖尿病の発症リスクが55％増加し、さらに睡眠を維持できない人はリスクが72％高くなると報告されている。[59]

睡眠時間の不足（1日5時間以下）や質の悪い睡眠による糖尿病発症のリスクは、座りっぱなしの生活よりも高くなる。

3 「狭い時間内」に食べる

人を覚醒させておく原動力の1つは食事だ。

人間の場合、同化リズム——体がミトコンドリアのつくり出すエネルギーを使うタイミング——の多くは、午前中か午後の早い時間にピークを迎え、耐糖能【訳注／血糖値を正常値まで下げる能力】は夕方から夜にかけて（つまり、ほとんどの人が1日の食事のうちの主食を摂る時間に）悪化すると多くのデータが示している。[60]

少なくとも1970年代には、午前中に耐糖能が正常な人の代謝機能は、前糖尿病段階の人の夕方の代謝機能と同じだとわかっていた。[61、62]

健康な男女の場合、たとえ12時間のファスティングのあとでも、午後8時に食事を摂ると、まったく同じ食事を午前8時に摂ったときと比べて、グルコース反応は総合的に86％高くなり、高血糖状態になる時間が66％多くなる。[63]

概日リズムの乱れに苦しむ人や、夕食の時間がつねに遅い人は、時間制限食事法（TRF）を取り入れることを考えてみよう。この食事法を取り入れれば、血糖値の管理がしやすくなる。

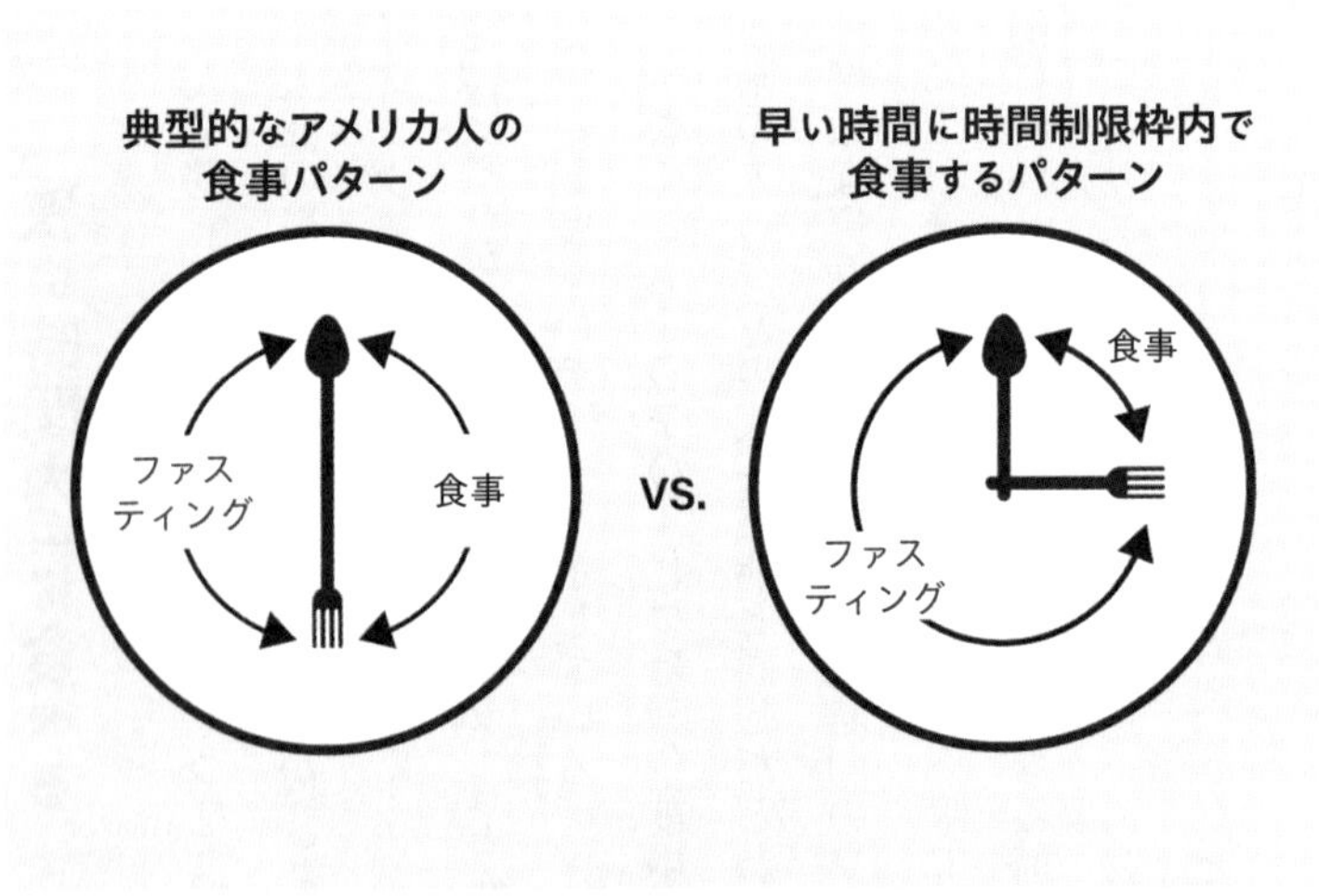

前糖尿病段階の男性を対象とした研究によると、6時間の時間枠内で食事をするTRFで3食を摂った場合、12時間の時間枠内で同じ3食を摂った場合に比べて、血糖コントロールやインスリン感受性、血圧、酸化ストレスに改善が見られたという。[64]

毎日食べる時間がちがうと血糖値が乱高下する

同様に、2型糖尿病患者を対象にした研究では、10時間のTRF時間枠内で2食を摂った場合、もっと長い食事時間枠内で1日6食を摂った場合と比べて、体重は大幅に減少し、血糖コントロールとインスリン感受性にも改善が見られた。[65]

1日の食事の大部分を午前中に食べるか、夜に食べるかは、あなたの好みによる。2型糖尿病患者は、夜にしっかり食べるより朝食をたっぷり摂ったほうが血糖値をコントロールしやすいデータがあることは事実だ。[66]

しかし、数週間にわたり朝食を食べずに過ごしたほうが、血糖コントロールが改善するデータもある。[67]

概日リズムは食事を摂るタイミングに大きく左右されるため、概日リズムが私たちの日々の食事時間を「学習」し、それに合わせて体内時計を調整することは大いにありうる。

だからこそ、ふだんから朝食を食べない人には、ふだん朝食を食べている人が朝食を抜いたときのようなネガティブな影響は見られないのだ。[68]

TRFを取り入れるなら、食事時間枠の開始時間を午前8時にするにせよ、午前11時にするにせよ、1日の食事時間を必ず一定にして守っていくようにしよう。

食事時間が一定せず日によってバラバラだと、1日中血糖値が変動し、インスリン抵抗性が上がり、エネルギーが足りない状態になるのは火を見るより明らかだ。[69、70]

ビルはもともと寝つきがよかったが、夜中に何度か目を覚ましていた。睡眠の質を改善すれば、血糖コントロールもうまくいくはずだと思ったので、徐々に10時間のTRFに挑戦してもらうことにした。

まずは1か月間、午前7時から午後7時までの12時間の時間枠に食事をする。スタートはゆっくり、2週間のあいだ週3回、この時間枠で食事することとし、次の1週間は週4回、その次は週5、6回に増やす。それから今度は時間枠を10時間にせばめ、午前8時から午後6時のあいだに食事をするパターンを続けた。

3 「食前の酢」で血糖値が10秒で改善する

たった10秒で血糖コントロールを改善する方法がある。

その秘密は？　食事の前に酢を大さじ1杯飲めばいい。

酢が血糖コントロールに与える影響を調べた研究をメタ分析したところ、食事前に大さじ1杯か2杯の酢を飲むだけで、食後の血糖反応全般が11％、インスリン反応が16％低下するとわかった。[7]

さらに、その現象は糖尿病患者でも健康な人でも関係なく起きていた。**酢はあらゆる人の血糖コントロールを改善するのだ。**

この効果は、おそらく酢を酸っぱく刺激的にしている成分——つまり、その酢酸成分が原因と思われる。[72]

酢酸が消化を遅らせ、デンプンと糖分を分解する消化酵素の働きを抑制することも研究でわかっている。[73、74、75、76]こうした効果のおかげで、食後の血糖値の上昇がゆっくり穏やかなものになるというわけだ。

さらに重要なのは、酢酸がＡＭＰＫ（アデノシン1リン酸活性化タンパク質キナーゼ）およびＧＬＵＴ４（グルコース輸送担体４型）を増やすことだ。

この２つは、体内でグルコースの摂取と使用を増やすタンパク質だ。[77、78]酢を飲むことで、たとえ２型糖尿病患者でも、筋肉のなかにグリコーゲン[79]としてたくわえられる炭水化物が増加する。[80]

加えて、酢は血管拡張（血管を拡張させ血圧を下げる）を刺激し、骨格筋への血流を増やす。[81、82]この現象はどちらもインスリンの媒介によるグルコース摂取の重要な構成要素と考えられる[83]。

炭水化物を含む食事を摂るなら、その前に大さじ1、2杯の酢を飲めば、体内に入ってこようとしているグルコースに備えて、インスリン感受性を手軽に増やしておける。

どんな酢でももちろんかまわないが、味がいいのはリンゴ酢か赤ワインビネガーだ。リンゴ酢は、生(未低温殺菌)や未濾過の場合が多いので「『酵母』が生きている」というキャッチフレーズで売られている。酵母は、無毒のどろどろしたイースト菌と酢酸菌の塊で、酢の製造過程での発酵の際にできる。

酵母は、カリウムやマグネシウム、カルシウム、鉄といったミネラルとともに、酢のなかに存在する生物活性化合物と抗酸化活動を生み出す源となっていると考えられる[84]。酵母を摂ることで健康面でのはっきりとした効果が表れるかは定かではないが、酢を飲んで損はない。

酢を飲むときは、そのまま酢だけを単独で飲む必要はない。水で薄めてもいいし、サラダドレッシングとして使うのもいい。その場合は、大さじ1、2杯の赤ワインビネガーかリンゴ酢をオリーブオイルと混ぜて、サラダや野菜にかけて食べよう。

ビルもそのようにして食事に酢を取り入れた。1日に1回か2回はサラダをメニューに加え、食事の最初に摂るよう心がけてもらった。

「野菜」から食べる——ベジタブルファーストのすごい効果

食事の際、食べる順番を変えると血糖値も大きく変わる。

2型糖尿病患者や前糖尿病段階の人[85、86、87、88]と健康な人[89]を対象にしたいくつかの研究によると、デンプン質の炭水化物を摂る前、食事の最初に繊維質の野菜を摂ると、血糖値が最低20%〜最高70%、インスリン値が最低25%〜最高50%減少することがわかった。

毎食野菜を食べるのが難しい場合でも、炭水化物を摂る前にタンパク質を摂るだけで同じ効果が得られるという[90]。

ここで重要なのは、炭水化物の供給源（穀類、豆類、根菜類など）を最後に食べることだ。

こうした血糖値に対するプラスの影響は、長期にわたって効果を及ぼす。

2型糖尿病患者を対象にしたランダム化対照試験では、毎食ごとに「野菜を最初、炭水化物を最後に摂る」アドバイスに従ったほうが、アメリカ糖尿病協会の糖尿病患者向け標準交換食品リストを守るよりも、HbA1cを下げるのにかなり著しい効果があったという[91]。

その効果はわずか1か月ほどで表れ、少なくとも2年後、研究データの収集が終わるまで続いていた。全体として、この「1回の食事のなかで食べる順序を変える」というささやかなコツのおかげで、HbA1cは8・3%から6・8%まで大幅に減少した。

これにより、参加者の大部分は完全な糖尿病状態から、診断の下限値あたりまで数値が改善した(6・5%以上が糖尿病、5・7〜6・4%が前糖尿病段階、4〜5・6%が正常値といわれている)。

2型糖尿病患者を対象にした別の研究でも、同様の結果が報告されている。食事のなかで高炭水化物食品を最後に食べることで、食後血糖値が大幅に下がり、1日のうちの血糖値の変動も少なくなった(つまり、エネルギーレベルが安定した)。HbA1cや空腹時血糖値も低下したという[92]。

ビルにはごくシンプルなやり方を進めてもらうことにした。できるかぎり繊維質の野菜を最初に食べるようにし、野菜を摂らないとき（朝食にはそういう場合がときどきある）は、代わりにタンパク質を摂る。そして米やパンなどの炭水化物は、つねに最後に摂るというルールだ（低炭水化物ダイエットにも挑戦してもらっていたので、炭水化物を摂らない場合もあった）。

3 「シナモン」が血糖値を下げる

シナモンにはおよそ250もの種類があるというが、おそらくあなたの家の戸棚に置いてあるのはカッシアシナモン【訳注／日本で売られているシナモンの大部分はカッシアシナモンかセイロンシナモン】だ。

カッシアは世界で最も使われるシナモンの一種で、血糖コントロールを改善する研究結果が報告されている。

たとえば、2型糖尿病患者を対象にした研究のメタ分析では、1日1グラムから6グラム（小さじ4分の1杯から1杯）のシナモンを食べることで、空腹時血糖値が平均24ミリグラム／デシリットル（1・3ミリモル／リットル）も下がった。この数字は、対象グループの血糖値の12〜17％にあたる。[93]

また、2型糖尿病患者でない人にも、シナモンはよい効果をもたらす。肥満気味の人に、オートミールまたはファリーナ（デンプン）のポリッジ（おかゆ）にカッシアシナモンを小さじ1杯加えて食べてもらったところ、血糖反応とインスリン反応が低下して、インスリン感受性が向上することがわかったという。[94、95]

健康な成人の場合、1日それぞれ1グラム、3グラム、6グラムのカッシアシナモンを40日にわたって摂りつづけたところ、食後血糖値に減少が見られ、とくに3グラムと6グラムを摂ったグループにはっきりとした効果が見られた[96]（11〜13％の減少）。

別の研究では、耐糖能テストのあいだに5グラムのシナモンを摂ると、プラセボを投与したときに比べて、食後血糖反応が13％低下し、インスリン感受性も向上することがわかった。[97]

シナモンが血糖コントロールを改善するのは、血流中からグルコースを摂取して筋肉などの組織に送るのを助ける働きをもつからだ。[98]

ビルはそれほどシナモンが好きではなかったので、無理強いはしなかった。

ビルと違ってシナモンが好きなら、ぜひ食事に取り入れることをおすすめする。チキンや牛挽き肉の味つけに使ったり、ギリシャヨーグルトにふりかけたりして、1日小さじ1杯(5グラム)も摂れば、十分効果は期待できるだろう。

変わった自分をキープする③

ビルはごく最近、前糖尿病段階と診断されたばかりだったので、低炭水化物ダイエットを取り入れ、毎食の最初に酢をかけたサラダを食べるようにした。食事の最初に野菜かタンパク質を摂るだけで、比較的簡単に診断を覆せるとわかっていた。

「まずは体脂肪を落として、個別脂肪閾値内に戻ることを目指しましょう」と私はビルに話した。「カロリー計算の必要はありません。とにかく炭水化物、とくにパンとパスタと米をメニューから外し、体によい野菜を増やすことに集中してください。それから、夜中のおやつはやめること」

私は、相談者たちにいくつも栄養プランを押しつけて混乱させるのは避けたいと思っている。

あまりに多くの変化を取り入れると長続きしないし、体がついていけず拒否反応を起こすこともある。少しずつの変化が積み重なって、大きな変化を起こすことのほうが多い。

1か月のうちに体重が約4・5キロ落ちたビルは、大いにやる気になった。だが、エネルギーが戻ってきているのを感じてはいたが、午後になると相変わらず疲れてしまう。

そのときすでに、もう少し栄養プランを追加しても大丈夫そうだったので、さらに体脂肪を落として身体組成を健康な状態に戻すことに集中してもらった。

私の提案は、毎食ごとに摂るタンパク質の量を増やし、できれば毎食後15分散歩に出てもらうというものだ。とはいえ、毎食後は難易度が高いので、その日における主要な食事のあとだけでも歩いてもらった。

3か月後、ビルの体重はさらに約11キロ落ち、4か月で落ちた体脂肪は約16キロにものぼった。

「こんなにエネルギーが満ちて気分がいいのは20代のとき以来です」とビルは言った。イライラや憂鬱な気分も少なくなった。夜もよく眠れるようになり、かかりつけの医師のもとに定期健診に行ったところ、血液検査の結果は、もう前糖尿病段階には当てはまらないところまで下がっていた。

ビルはいったん目標を達成したが、それでおしまいではなかった。むしろ、そこが新たなスタート地点なのだ。

今度は、糖尿病を遠ざけておくために、体脂肪が落ちた状態を個別脂肪閾値の範囲内に保っていかなければならない。

ビルはしばらくのあいだ、かなり制限のきつい低炭水化物ダイエットを続けたが、少しずつパンやパスタなどいくつかの食品をメニューに戻したいと考えていた。

メニューを戻すかどうかは、個人の好みだと相談者には伝えている。ただ、ある食べ物を少しだけ食べて我慢できる人もいれば、食べはじめたとたん歯止めが利かなくなり、体重計の針が危険範囲に逆戻りしてしまう人もいる。

これに関しては正解が存在しないので、自分の性格を考慮して決めてもらうしかない。たまにパンを1切れとか、パスタを少量とか、アイスクリームを一口食べて我慢できるなら、そうすればいい。

だがついパン1斤とか、パスタ1袋とか、アイスクリームの大カップを平らげてしまうなら、メニューに戻すのはやめたほうがいいだろう。

私がおすすめするのは、長期にわたって続けていくことができ、血糖値を抑えてエネルギーをパワーアップしてくれる、バランスの取れた食事だ。

血糖コントロールがうまくできなかったり、血糖値が不安定になったりする原因は、ほとんどの場合、体脂肪が多すぎることにある。したがって、体脂肪を減らす努力を始めれば、血糖値が改善される可能性は高い。

食べ物のせいで悲惨な現状を招いたなら、食べ物を変えればそこから抜け出せるはずだ。現状を変えられるかどうかは、あなたにかかっている。

チェックリスト

血糖コントロールの改善をスムーズにスタートさせるにあたって、いますぐ始められると思える項目を1～3つ選んでみよう。少なくとも3週間から4週間、あるいはその項目に慣れてくるまで続けてから、次の1〜3つの項目を毎日のルーティンに加える。

ほかの章と同じように、3つ以上の項目を生活に取り入れられると思う人もいるかもしれない。続けられそうなら、もちろんそうしてもらってかまわないが、あまり一度にがんばりすぎないこと。血糖コントロールを改善するには時間がかかる。

まずはゆっくり進めよう。それぞれの項目を無理せず効率的にこなせるようになったら、次に進もう。

本章でも、（最後の項目を除いて）それぞれの項目には大きな目標が1つあり、その下に段階を踏んだ小さい目標が3つ設定してある。新しい習慣を確立するには、往々にして正しい方向に向かって一歩一歩進むことが必要だ。

まずは第1段階から始め、徐々に段階を踏んで、最後の大きな目標を目指そう。

□可消化性炭水化物の摂取量を減らす

（注：この項目はあなたの目標と食事の好みしだいであり、必ずしも行う必要はない）

□1日1食、「避ける」食品群を「制限なし」食品群と置き換える

□1日2食、「避ける」食品群を「制限なし」食品群と置き換える
□毎食、「避ける」食品群を「制限なし」食品群と置き換える

□食べ物とカロリーのある飲み物の摂取を食事時間枠内だけに限定する
□すべてのカロリーを12時間から14時間のあいだに摂る
□すべてのカロリーを10時間から12時間のあいだに摂る
□すべてのカロリーを6時間から10時間のあいだに摂る

□可消化性炭水化物を摂る前に、タンパク質と繊維質の野菜を摂る
□1日1食
□1日2食
□毎食

□1日最低5グラムのシナモンを摂る(できれば炭水化物を含むメニューにかけて)
□1日1食

□1日2食
□毎食
□食事の前に酢を大さじ1、2杯飲む
（水で薄めるか、ドレッシングとしてサラダにかける）
□1日1食
□1日2食
□毎食
□体脂肪を落として筋肉量を増やすことで、健康的な身体組成を目指す
（注：すでに健康な身体組成を実現している場合は、この項目は実施不要）
□3章に記載されている項目を実施する

6章

疲労脳

脳細胞をクリアに、フレッシュにする

以前はよく山登りに行っていたステファニーは、最近は2ブロックも歩けない。「エネルギーがぜんぜん湧いてこないんです。いまの私にできるのは、家のなかをうろうろするだけ。頭もまったく回らなくて、ひどい状態です」

初めて会ったとき、彼女は私にそう訴えかけた。「かかりつけの先生には、認知能力の衰えがひどくなっていると言われました。若年性認知症の兆候が見られるらしいんです」

まだ50代初めのステファニーは、すっかり落ちこんで何もする気がなくなっていた。

「人づきあいにも、ものすごく努力が必要なんです。誰かと話してるとすぐに疲れてしまうので、最近はそういう機会をできるだけ避けるようになりました」

ステファニーは、エネルギーの低下にともなって脳の機能低下も起きているように感じていた。記憶力の衰えや、頭にもやのかかったような状態もよく見られる――こうした症状が、激しい疲れと一緒になって、彼女の不安とうつ状態をさらに悪化させていた。

「こんな人生、もう耐えられません。毎日毎日、痛みと不幸と疲れに苦しむだけの人生なんて……」

頭に「もや」がかかった感じ

私が相談を受ける人のほとんどは、疲れのほかにもさまざまな症状を抱えている。その人たちが疲れ切って夢も希望もなくしているのは、そうした健康問題のせいである場合が多い。

私が感染性単核球症のせいで疲れ果てていたのはもう数十年前だが、そのときの絶望と不安はいまでもはっきり思い出せる。

そんな不安を感じていたのは、疲れの本当の原因にたどりつけなかったからだけでなく、1粒で効く特効薬や、それさえ手に入ればすべてを解決してくれる「聖杯」のような秘宝が存在しないとわかっていたからだ。

そして、脳の健康が損なわれたときに何よりも恐ろしいのは、自分ではそのことに気づけない点だ。思考がはっきりしなくなり、普通なら何も考えずにこなせる簡単な仕事さえだんだんできなくなって、ぼんやりしてしまう。気分もつねに不安定で、イライラしたり、不安になったり、落ちこんだりを繰り返す。


脳はあなたの生活の中心にあって、すべてを采配する役割を担っている。あらゆる体の働きを制御する指令を出し、呼吸から思考、感情にいたるすべてを決定する。だから、脳が期待どおりに働かないと、健康に重大な問題が起きるだけでなく、エネルギーも湧いてこないのだ。

激しい慢性疲労を抱える人たちには、次のような脳にかかわる症状が出ることが多い。

・脳疲労（仕事、読書、勉強、車の運転などの精神的に疲れる作業をしたあとに、脳のスイッチが切れたように激しい疲れを覚えたり、眠くなったりする感じ）
・頭にもやがかかったような感じ（記憶力や集中力の低下、精神的な明晰さの喪失、考えがまとまらない、考えるのに時間がかかる、1つのことを考えられないといった認知機能の衰え）
・回復力の衰え（ストレスに弱くなったり、すぐ調子を崩したり、ちょっとした精神的・身体的ストレスに大きな打撃を受けたりする）
・うつや不安
・線維筋痛症や偏頭痛
・心理的疾患や精神的疾患

こうした症状は、実際はすべてが深く絡み合っている。

それほど疲れ果てているというわけではない人も、何かしら脳にかかわる症状を抱えていることが多い。

なぜか？　それは、こうしたさまざまな症状と疲れは、脳の細胞レベルで結びついているからだ。

ミトコンドリアと「ニューロン」の密な連携

脳はとても複雑な働きをする器官だ。その脳に体をきちんと機能させる力を与える最も大切な要素が、「ニューロン」と「神経伝達物質」だ。

ニューロンは情報の伝達機関で、脳という都市のなかにある建物とも言える。信号を生み出し、体のなかで起きていること――あるいは起きる必要があること――を脳と神経系に伝える基地としての役割を果たしている。

神経伝達物質は、ニューロンからの信号と情報を脳と神経系に運ぶ化学物質だ。ニューロンの建物が伝えたいメッセージをつくり出すと、神経伝達物質がメッセンジャーとしてそのメッセージをあちこちの建物へ送り届ける。

脳の機能を最大限に発揮させ、健康でエネルギーみなぎる体をつくるには、ニューロンと神経伝達物質――信号とその滞りない伝達――の両者が欠かせない。ニューロンが損傷を受けて機能不全になったり、神経伝達物質のバランスが乱れたりすると、脳はエネルギーをつくるための正しい信号を出せなくなる。

脳の構造や機能に広範囲にわたる変化が起きれば、必ず慢性疲労に結びつく。慢性的にエネルギーが湧かずに苦しんでいるなら、少なくとも部分的にせよ、脳の健康に問題があることを疑ったほうがいい。

慢性疲労に苦しむ患者を調べた55件の研究を体系的に分析したところ、慢性疲労のない人と比べて、脳の構造と機能に次のような変化が起きていたことがわかった。[1]

・自律神経系の活動の乱れ
・脳の白質量の低下および脳の縮小
・脳の各領域間の機能的なつながりの不調
・認知機能と記憶の衰え
・脳の血流と栄養素の搬送の減少
・うつや不安の傾向

脳の健康が悪化し気分に乱れが起きる最大の理由は、ミトコンドリアの機能不全だ。脳には、ニューロンが適切に起動し、神経伝達物質がつくられるのに欠かせないミトコンドリアが豊富にあり[2]、それらが生み出すエネルギーを原動力として脳は活発に働くことができる。
5章で説明したように、脳の全体重に占める比重はわずか2％だが、安静時には体内の酸素の20％を消費しているのだ。[3]
ミトコンドリアの機能不全が慢性疲労の根本的な原因だとすでに説明したが、それだけでなく、神経炎症や認知能力の衰え、神経変性（このすべてが疲労につながるもの）を引き起こすのもミトコンドリアの機能不全なのだ。[4]

3 疲労脳——「血液脳関門」が壊れて悪物質が通過

脳にかかわる健康およびエネルギーの問題の多くは、もとをたどると「神経炎症」と「血液脳関門の漏れ」に行きつく。

脳には、全長600キロに及ぶ血管がつながっていて、酸素と栄養素を脳に届けると同時に、代謝廃棄物を脳から運び出している。

この果てしなく長い血管は、不必要な分子が脳のなかに漏れ出さないように「血液脳関門（BBB）」でコーティングされている。血液脳関門はいわば脳を守る門番で、[5]腸障壁が体を守る門番として働くのに似ている。

血液脳関門は、外部の悪い物質――毒素、病原菌、誤った免疫細胞、血流中の異分子など――から脳を守るのに欠かせない。一方、グルコース、炭水化物、タンパク質、アミノ酸、ケトン体、ビタミン、ミネラル、免疫細胞とサイトカイン、ホルモンなどは積極的に脳内に通す必要がある。

問題は、環境に存在する毒素や慢性的なストレス、質のよくない食事のせいで血液脳関門が徐々に機能不全を起こし（つまり「漏れる」ようになり）、通してはいけない分子を通してしまうようになることだ。

慢性疲労を覚える人たちには、この血液脳関門機能不全の兆候があることが明らかになっている。[6] これが、頭にもやのかかったような状態や認知能力の衰え、気分障害が見られる理由だ。

血液脳関門に漏れがあると、脳は次の２つの大打撃を受ける。

①「神経毒性分子」が脳内に侵入し、神経炎症とニューロン損傷を引き起こす

②代謝上の廃棄物および毒性廃棄物が排出されなくなり、脳にさらなる被害をもたら

す[7]

血液脳関門の不調が、神経変性と認知機能障害の必要十分条件だということは、疑う余地のない事実だ。[8、9]

神経炎症はニューロンの起動を遅くしたり、異常なほど活発にさせて消耗させたりする。それによって脳細胞間の連絡に不具合が生じ、認知機能が低下するのだ。

こうして、ミトコンドリアの機能不全が起こり、体全体のエネルギー関連の制御の乱れにつながっていくというわけだ。

3 脳が「信号」を読み間違える

脳と体は無意識のうちにつねに連絡を取り合っている。

肺は脳が指示を出さなくても酸素を吸い込み、二酸化炭素を吐き出す。私たちが無意識のうちに行っている生物学的・化学的プロセスの多くは、体を健康かつ安全に保ち、滞りなく働かせるために、進化の過程でプログラムされたものだ。

脳と体のあいだを行き交う信号は、私たちのエネルギーレベルを大きく左右する。たとえば、3章で取り上げた「疾病行動」。

疾病行動は、体がウイルスや細菌と戦ったり、外傷を受けたり、体内に炎症サイトカインが放出されたりしているときに起こる。

こうした信号を受けると、脳は「あえて」疲労を引き起こすことを選び、覚醒し、集中して活動するのに必要な神経伝達物質やホルモンの産生を減らす。中央制御装置である脳は、体が休息と回復を必要としていると認識し、活動を抑えようとするのだ。

進化の過程で身につけたこのすばらしい適応力のおかげで、人間の体は病気やケガを克服してきた。ところが、現代においては進化上のズレが生じ、「慢性神経炎症」が脳に誤った信号を送って、私たちをつねに疲れた状態にしている。

もしもあなたが質のよくない食事やストレス、毒素の摂取——あるいはそのいくつか——によって慢性的な炎症を抱えているとしたら、あなたの脳はおそらく、体の回復を目指して意図的に疲れた状態をつくり出している。

脳が「あえて」疲労を生じさせるもう1つの例が、スポーツに関連してよく話題になる「中枢神経系疲労（中枢疲労）」だ。

中枢疲労とは、神経伝達物質の信号が改変された状態だ。とくにノルアドレナリン、セロトニン、ドーパミンといった神経伝達物質が、筋肉そのものの状態とはかかわりなく、筋肉の機能を鈍らせてしまうことをいう。[10、11、12、13]

この状態に陥ると、筋肉にはまだ余力があるのに、神経伝達物質の信号がオフになっているため、脳は筋肉の働きにストップをかけてしまう。

いわば、体は車で、脳は運転手のようなものだ。もし車にオイル切れやガス欠などの不具合が起きていたら、運転手がどんなにアクセルを踏みこんだところで、正常な運転はできない。同じように、もし筋肉がエネルギー切れを起こしたり、傷ついたりしたら、脳がどんな指示を出そうと、身体機能は正常に働かない。

また、その逆のケースもありうる。車（筋肉）が完璧に整備されていても、運転手（脳）がブレーキを踏んでいれば、どこにも行けないのだ。

疾病行動と同じく、これは私たちを守るために進化が生み出したメカニズムだ。脳と体はつねに連絡を取り合っているため、身体活動を続けることで生命が脅かされるという判断が下ると、脳はそれを防ごうとする。[14、15]

結果的に、脳は脱水や発熱、栄養不足といった脅威に対して強い警戒を示し、活動指令を減らして、体を疲れさせ動きを止めるよう指令を増やす。

慢性的な中枢疲労は、脳が体からの信号を読み間違え、エネルギー産生に誤って急ブレーキをかけるために起こる。

慢性疲労を抱える人は、筋肉の機能にはなんの異常も見られないのに、筋肉を完全に動かす（収縮させる）ことができなくなる。ただし、筋肉を直接刺激すれば正常に収縮させられる。これは、問題が筋肉ではなく、脳の信号にあることを示している。[16]

体力を使った際に筋肉に伝えられる脳の信号の強さを電極を使って計測すると、慢性疲労を抱える女性であっても、電気で局所的に刺激を与えれば、筋肉は健康的な（疲労を感じていない）人と同じくらい収縮することがわかった。だがこの収縮力は、筋肉への刺激が自発的に（脳によって）与えられたときの40％にとどまった。

この結果は、中枢疲労が体にどんな影響をもたらすかを示している。筋肉組織に届く信号は、慢性疲労によって大幅に減少するのだ。[17]

「気分」で認知能力が変わる

幸せなときや悲しいとき、自分のなかにエネルギーが満ちているのを感じたことがあるだろうか？　また、頭がさえて集中できているときと、頭にもやがかかったようで集中できないときの違いを考えたことはあるだろうか。

自分を取り巻く環境に対する認識や、自分の精神状態は、日常のエネルギーレベルを決めるのに重要な役割を果たす。脳の健康に不調が生じると、周囲や自身に対する認識だけでなく、自分の体を思うように動かしたいという感情や欲望にも悪影響が出る。

気分はエネルギーレベルの決定にとてつもなく大きな役割を果たしている。脳が健康でないと、不安やうつといった気分障害が起こりやすく、さらにそれが私たちの精神面や生活に重大な損害を与える可能性がある。

重度の疲労はうつを悪化させ、不安を高めるといわれており、さらに疲労はうつの経済的負担を45％増やしている。[18] 疲労を軽減することがうつの治療に効果的なことも、[19] うつと疲労の関連を示す証拠だといえる。

脳伝達にとくに大事な「5物質」

体が必要とするエネルギーをつくり出すためには、脳内のニューロンが「さあ目を覚まして、気を張って、幸せを感じるためにエネルギーがたっぷり必要だよ！」という信号を出さなければならない。

そして、その信号を伝えるためには、大量の神経伝達物質が必要になる。

だが神経伝達物質が足りなかったり、信号をきちんと受け取れなかったりすると、頭がぼんやりしたり、記憶容量いっぱいまで記憶を保てなかったり、感情的に不安定になったり、エネルギーが湧いてこなかったり、という状態に陥る。

実際、そんな状態が日常化してしまっている人たちも多い。そういう人たちは、どうして自分の集中力が続かないのか、どうして記憶力が衰えているのか、どうして不安やうつにとらわれているのか、どうしてつねに疲れているのか、考えたこともないかもしれない。

体内にはさまざまな神経伝達物質があるが、エネルギーレベルを上げるのにとくに重要なのは次の5つだ。

・アセチルコリン
・ドーパミン
・セロトニン
・オレキシン
・GABA（γ《ガンマ》-アミノ酪酸）

・**アセチルコリン**

疲労に関連する働きの面でいうと、アセチルコリンは脳が体に「動け」と命じるときに使う神経伝達物質だ。

研究によると、慢性疲労にはこのアセチルコリンの信号伝達の乱れがかかわっていて、とくにアセチルコリン作動系が過活動状態に陥ると、体が信号に対して適切に反応できなくなるため疲労が生じると判明している［20、21］。

アセチルコリンは体内に広く存在する神経伝達物質の1つで、心筋や血管、骨格筋の筋収縮を制御すると同時に、学習能力と記憶能力を制御するのにも役立っている。

アセチルコリンの出す信号に乱れが生じると、認知機能や心血管関連の健康、身体機能など、広範囲に影響が及ぶ。[22]

たとえば、ドラッグの使用でアセチルコリンの信号伝達が阻害された若者は、認知機能の衰えた老人と同じような長期記憶と作業記憶の低下を示すことがある。[23]

さらに、アセチルコリンの信号伝達が減少すると、脳は酸化ストレスや炎症、外傷といったほかの悪い要因の影響を受けやすくなり、柔軟に対応することができなくなる。[24]

・ドーパミン

ドーパミンはごく小さな分子だが、その働きは大きな意味をもつ。「動機づけ」と「報酬」だ。

私たちがケーキを食べたり、オーガズムに達したり、目標を達成したりといった経験をすると、ドーパミンが放出され、その行為をさらに補強する。ドーパミンは私たちをいい気分にさせ、喜びをもたらした行為をずっと続けさせようとするのだ。

ドーパミンがかかわる例としてよく知られているのは、「依存症」だろう。[25] ドラッグにせよ、食べ物にせよ、なんらかの経験に対しドーパミンが爆発的に放出されて、その経験をもっと求めずにはいられなくなる状態のことだ。

そうした状態に定期的に陥ると、その心地よいドーパミンの報酬を与えてくれる経験が常習化していく。

依存症のマイナス面はきわめて大きい。常習化の行きつく先は耐性の形成だ。最初と同じ快感を得るために、必要な経験の量が徐々に増えていく。ドラッグの使用量が時とともに増えていく傾向があるのは、このためだ。

しかも耐性ができると、ドラッグの使用や快感を引き起こす行為をやめたときにドーパミンが出なくなり、動揺やイライラ、集中力の欠如、快感をもたらすもののことしか考えられなくなる、といった離脱症状が表れる。

ドーパミン系の機能を正常に働かせる必要があるのは、ドーパミンの量が少ないと無気力や意欲喪失、気分の浮き沈み、依存傾向などにつながる可能性があるからだ。

もしあなたがどうしてもやめられない悪い習慣に苦しんでいるなら、ドーパミン系の働きを正常にすれば、「『脂肪』を燃やす」(3章)や「『糖』を食べて疲れない」(5章)で説明したような、健康的な習慣を身につけやすくなるはずだ。

また、構造的および機能的神経画像研究の結果を見ても、慢性疲労にはドーパミン調節異常が大きくかかわっていることがわかる。[26]

実際、慢性的な疲労を訴える人にドーパミン模倣薬を与えると、ドーパミンのシグナル伝達が大幅に増加し、疲労の低減につながる。[27]

・セロトニン

セロトニンは、おそらく体内で最も多様な働きをもつ神経伝達物質だ。私たちの思考や行動を制御するだけでなく、消化や腸管運動、呼吸、心血管機能、性的機能といったさまざまな生理的プロセスにもかかわっている。[28]

また、気分や認知能力、怒り、攻撃性、食欲、記憶力、注意力といった、あらゆる行動および心理上のプロセスにも影響を及ぼす。[29]

さらに、セロトニンは幻覚作用とも深い関連がある。幻覚と聞いてあなたが何を思い浮かべたにせよ――幻覚キノコでも、アヤワスカ【訳注／ペルーの幻覚剤】でも――そのすべてが脳内のセロトニン受容体と強く結びついてセロトニンを活性化し、意識の変容や幻覚をもたらすのだ。[30]

一方で、気分障害の多くはセロトニンの活動が少なすぎることに関連している。い

ちばんよくある例が、うつ状態だ。[31、32]

セロトニンの量が少ないからといって直接うつ状態が引き起こされるわけではないが、セロトニン不足は私たちが情報を認識したり処理したりする方法に変化をもたらす。**否定的な思考パターンや無気力、楽しいことも楽しめなくなる精神状態へと誘導してしまうのだ。**[33]

セロトニンが適切につくられないと、気分がふさぎこんだり、以前は楽しかったことに興味がもてなくなったり、無駄な心配ばかりするようになる。

さらに、慢性的な疲労を抱える成人にはセロトニン量の低下が見られる研究も、いくつか発表されている。[34、35、36]

・オレキシン

オレキシンはこの5つのなかではいちばんの新参者で、発見されたのは1998年になってからだ。[37]

それ以前は、睡眠と覚醒を制御するものが何か、まだよくわかっていなかった。だがいまでは、このオレキシンこそが、睡眠覚醒サイクルにおいて最も重要な役割を果たすことがわかっている。

ナルコレプシー【訳注／発作的に眠ってしまう病気】の原因はオレキシン不足で、おそらく自己免疫発作によってオレキシンをつくり出すニューロンが働かなくなるために起こる、と示す研究結果がある。[38]

また、オレキシンの信号伝達を阻害する薬が不眠症の治療に効果的なことや、[39] オレキシンの信号伝達が目覚めと覚醒状態をもたらすこともわかってきた。

発見されてからの数十年で、オレキシンが感情やエネルギーバランス、依存傾向の制御にも役立つと明らかになっている。[40、41]

身体活動の低下や肥満は、オレキシン不足に結びついており、[42] オレキシンを注射すると身体活動が自発的に増加する。[43] オレキシンの量が少ないと、動きたいという気持ちがなくなってエネルギー消費が減り、体重増加につながるのだ。

・GABA（γ-アミノ酪酸）

ＧＡＢＡは脳内で最も強力な抑制系神経伝達物質であり、リラックスするのに必要な沈静作用の多くを制御している。[44、45]

また、ニューロン間の連絡や、認知能力、感情、記憶の制御にも欠かせない。[46、47、48]
GABAの量が多いと、集中力が切れることが少なくなり[49]、よりすばやく反応したり判断したりできるようになるという研究結果がある。
さらに、健康な若い成人にGABAを補うと、注意力やタスク切り替え能力が向上したという研究結果もある。[50、51]
一方で、GABAの量が少ないと、次のような認知機能の衰えにつながるという。
・記憶力の低下[52]
・認知能力の低下（たとえばどうでもいい細かいことにとらわれて、大事なことに集中できなくなるなど）が自分で確認できる[53]
・視空間認識能力の低下[54]
・共感能力の低下[55]
・ストレス耐性の低下、うつ・不安を感じやすくなる傾向[56]
・依存症になりやすくなる傾向[57]
GABAが足りていないと、集中力が落ちたり、不安を感じたり、ストレスに弱くなったり、眠れなくなったりするが、これらすべてが疲労につながっている。

脳に「すぐ効く方法」はたくさんある

脳の健康を脅かす要因には神経変性、神経炎症、酸化ストレス、シナプス連結不良、神経伝達物質不足などがあり、このどれが起きても脳の健康は損なわれる。

そしてこうした問題のもととなるのは、概日リズムの乱れと睡眠障害、体脂肪過多、腸内環境の乱れや全身の炎症、血糖コントロール不良などといった、正常な神経伝達を阻害するあらゆるストレス要因だ。

脳を健康に保つ方法は、これまでにもたくさん紹介してきた。

・「概日リズム」を正し、より深く活力をよみがえらせる睡眠を手に入れる
・「余分な体脂肪」を減らし、健康な身体組成を維持する
・健康な腸内細菌叢を育て、「腸内環境」を整える
・「血糖値」を安定させ、大きな変動が起きないようにする

さらに、脳に特化した栄養戦略を用いて、じかに脳に働きかけることで活性化をはかったり、細胞の機能障害を減らしたり、神経伝達物質の量や働きを向上させたりすることもできる。

次に紹介するプランは、脳の健康を向上させ、脳をきちんと働かせることで、エネルギーレベルを上げるのに貢献してくれるはずだ。

3 自然食品、とくに「植物」を摂る ――脳が7・5歳若返る食事術

脳の健康にはさまざまな種類の食品が必要だ。

食事は脳の健康を保つだけでなく、認知能力の衰えや気分障害を減らす効果につながると示す研究結果を見ても、大半が本書で説明してきたプランを勧めている。

とくに重視されるのが、次のルールだ。

栄養素をたっぷり含んだ自然食品、とくに植物性食品中心の食事をすること。

もう少し詳しい内容が知りたいなら、「MINDダイエット」をおすすめする。

これはラッシュ大学メディカルセンターのマーサ・モリス博士とそのチームが開発したプログラムで、食事と認知症の分野では最も説得力のある証拠にもとづいている。MINDダイエットは地中海式ダイエットとDASHダイエットを組み合わせたものだ。DASHダイエットとは果物と野菜、全粒の穀物、低脂肪乳製品をたっぷり摂る食事法で、高血圧の予防と制御に役立つとしてアメリカ国立心肺血液研究所から推奨されている。

MINDダイエットでは、脳の健康を増進する次の10種の食品群の摂取を勧める。

・緑色の葉物野菜――少なくとも1日450グラム
・その他の繊維質の野菜――少なくとも1日75グラム
・ベリー類――少なくとも週150グラム
・ナッツ類――少なくとも1日30グラム
・豆類――少なくとも週225グラム
・全粒の穀物――少なくとも1日225グラム
・シーフード――少なくとも週1回
・鶏肉――少なくとも週2回

・オリーブオイル――最も多く使うオイル（オイルを使うとき）
・ワイン――1日グラス1杯分（それ以上もそれ以下もダメ）

MINDダイエットと年齢による認知機能の状態を関連づけて調べた研究では、この食事法をしっかり守った人は、まったく守らなかった人と比べて**認知機能がおよそ7・5歳若かったという**。[58]

また、5年間の追跡調査の結果、MINDダイエットを守っていた人たちは、アルツハイマー病を発症する確率が53％少なかったこともわかっている。[59]

1日3食＋おやつ1回

ステファニーの食事を見直すと、食べる量が足りておらず、栄養不良の可能性が高かった。

ほとんど食欲が湧かないので、たいていはニンジンやセロリのような野菜を刻んで入れたチキンスープと、オーブンかフライパンで焼いたチキンと付け合わせのサラダ、ときどきベイクドポテト、それからリンゴかバナナ、ごくたまにグラノーラ・バー、そして卵といった食事ですませていた。

食べ物の量や種類が足りないと、体が生き生きと活動するために必要な栄養素を摂取できない。また、栄養不良は体にストレス反応を起こし、体は燃料が足りないためエネルギーをセーブしようとする。

ステファニーには栄養摂取法の大幅な見直しが必要だったが、体の自然な反応を無視して、お腹が空いていないのに無理やり食べるようなことはさせたくなかった。

私のプランでは、まず「1日3食プラスおやつを1回」食べてもらうことにした。食事は（少なくとも初めのうちは）少なめでかまわないが、食べるものの大部分はMINDダイエットの食品リストから選んでもらった。

ステファニーは疲れ果てて心に余裕がなかったため、レシピはできるかぎりシンプルにし、キッチンに立つ時間も少なくすむように工夫した。そのため、手に入りやすい食材を使った、手軽なメニューが多くなった。

たとえば、朝食にはチンゲン菜とケールに目玉焼きを載せたものと、ブルーベリーかイチゴを1カップ【訳注／約240グラム】。また穀物を多めに摂るため、オートミールを数日分まとめてつくり置きし、それにベリー類やクルミ、ヒマワリのタネをトッピングして食べてもらうことにした。

昼食のメニューはたいてい、たっぷりのサラダ。中身はホウレンソウやケール、クレソン、チャード、ルッコラ、レタスなどのいろんな葉物野菜と、魚か鶏肉のような動物性タンパク質と、緑豆、アスパラガス、ブロッコリー、セロリ、カリフラワー、ニンニク、トマトなどの繊維質の野菜だ。

週に2、3回は、豆もプラスしてもらった。ステファニーのお気に入りは黒豆とヒヨコ豆。それにオリーブオイル・ベースのドレッシングをかける。

夕食にはシーフードを摂る回数を増やすことを考え、エビのショウガ炒めや白身魚のフィレのロースト、アジア風サーモン・ステーキのミックスベジタブルまたはサラダ添えといったメニューを取り入れてもらった。

3 シーフードは「最高の脳栄養」——脳神経に最上級の働きをしてくれる

MINDダイエットのリストにある食品群はすべて、脳の健康に重要な役割を果たしている。
どれも必須のビタミンやミネラル、脂肪やタンパク質、植物化学物質(植物に含まれる有益だが必須ではない栄養素)を供給し、脳の機能を正しく働かせてくれる食品ばかりだ。なかでも注目したいのが、オメガ3脂肪酸「ドコサヘキサエン酸」、いわゆるDHAだ。
体のなかで最も多い脂肪は体脂肪だが、次に多いのは脳の脂肪だ。脳のどの部分に着目するかにもよるが、全体の40〜80%を脂肪が占めている。[60]
その脂肪分のうち、DHAは最も重要な分子の1つで、若年期に急激に増え、成人になると脳の総重量の約14%、あるいは脳の全脂肪分の20〜30%あたりで安定する。[61,62]
脳内にたっぷりDHAがあれば、脳にとってはいいことずくめだ。ニューロン膜は滑らかに保たれ、細胞シグナリングは増強され、抗炎症ドコサノイド分子の合成が活発に行われる。[63]
こうしたすべての働きのおかげで、ニューロンは炎症を起こすことなく、円滑に連絡を取り合える状態を保っている。ほかのタイプの脂肪がこの働きを代わりに受けもつことはできないため、人間の大きな脳を進化させるには食事でDHAを大量に摂ることが必要だと広く信じられるようになった。[64]

現代人の多くはDHAを十分に摂っておらず、脳の栄養分が不足している。進化の歴史上、適切な量のDHAを摂取してきたのは、日本とスカンジナビア諸国、そして西洋の食事の影響を受けていない先住民社会だけだ。[65]

これはおそらく、**彼らの食事に魚などのシーフード――DHAの最高の天然摂取源――が多く含まれているから**だと思われる。

DHA摂取量が不足すると、認知能力の衰えや認知症、[66]また統合失調症や双極性障害、不安、うつなどの精神障害を発症するリスクが高まる恐れがある。[67、68]さらに、アルツハイマー病患者の脳も、DHAの量が少ないことが判明している。[69]

ただし、1つ言っておきたいのだが、DHAは脳の健康を劇的に改善してくれる魔法の薬ではない。というより、DHAはそのきちんとした働きを確保するために、定期的に補充する必要がある必須栄養素だ。

たしかにDHAは、認知能力の衰えた人の記憶力を向上させられるかもしれないが、[70]

DHAの最大の効果は、生涯にわたって適切な量を摂りつづければ、神経変性を防げるという点だ。[71、72]

そしてもう1つ大事なのが、DHAはもう1つの「魚油由来」のオメガ3脂肪酸であるEPAとともに、脳内においても体全体においても強力な抗炎症効果を発揮することだ。[73、74]

慢性疲労を抱える人は、オメガ3脂肪酸が不足している場合が多い。[75] EPAとDHAのどちらがどれくらい不足しているかが、疲れの度合いにもかかわる。[76]

したがって、適切な量のDHAを摂ることは、健康な脳の働きを保証するだけでなく、エネルギーレベルを確保するうえでも重要になってくる。

「魚」が苦手なら？

とはいえ、そんなに大量のDHAを摂る必要はない。1日500～1000ミリグラムで十分だ。これは脂肪分の多い魚を50～90グラム食べるか、サプリメントでも簡単に摂取できる量だ。

だが、**ＥＰＡとＤＨＡを一度に血中脂質に取り入れられるという点で、魚を食べるほうが賢い選択だ。**サケを食べれば、サプリメントを摂ったときに比べて2倍のＥＰＡ、９倍のＤＨＡを体内に取り入れられる。[77]

しかし、シーフードが苦手な人もいる。そういう人は、次善の策としてサプリメントを摂ろう。入手しやすい選択肢として次のようなものがある。

・魚油
・オキアミ油
・藻類油【訳注／アルジー・オイルなどの名前でネットで入手可能】

ヴィーガンの人の場合、魚油とオキアミ油は選択肢から外れるので、藻類油だけになる。ＥＰＡはあまり含まれていないが、ＤＨＡは十分に補充できる。

藻類油とサケを比較した研究では、どちらを摂取してもプラズマＤＨＡの濃度は同じ程度上昇したが、上昇したプラズマＥＰＡの濃度はサケのほうが上だったという。[78]

ここで重要なのは、ＤＨＡしか増やさない藻類油に比べて、魚からははるかに多くの栄養素が摂れるものの、十分な量のオメガ3脂肪酸を摂るという目標に即して考えれば、藻類油も十分役立つということだ。

植物にはEPAやDHAは含まれていないが、体内でEPAやDHAに変えられる脂肪酸なら含まれている。α-リノレン酸(ALA)だ。

フラックスシードやチアシードのような植物が、「オメガ3脂肪酸入り」と宣伝されることがよくあるが、そのオメガ3脂肪酸とはもっぱらα-リノレン酸で、EPAやDHAのことではない。

α-リノレン酸にはEPAとDHAのような抗炎症効果がないだけでなく、[80] EPAとDHAへの変換効率も悪い。研究によると、α-リノレン酸のうちEPAに変換されるのは10%以下、DHAにいたっては1%以下という。[81] さらに、この変換を行うのに必要な酵素は、オメガ3脂肪酸とオメガ6脂肪酸が分け合って使う。

そのため、オメガ6脂肪酸が大量に含まれる食事を摂っていると、オメガ3脂肪酸であるα-リノレン酸のEPAとDHAへの変換量はさらに少なくなる。しかもアメリカ人の大部分の食事はオメガ6脂肪酸に大きく偏っており、現代のアメリカ人の食事におけるオメガ6脂肪酸とオメガ3脂肪酸の比率は、なんと約10対1だ。[82]

一般的なシーフードのEPAおよびDHA含有量			
食品名 （１００g中）	ＥＰＡ (g)	ＤＨＡ (g)	ＥＰＡ＋ＤＨＡ１gを摂るのに 必要な量(オンス)
太平洋産ニシン	1.24	0.88	1.7
チヌーク産キングサーモン	1.01	0.94	1.8
太平洋産サバ	0.65	1.20	1.9
太平洋産カキ	0.88	0.50	2.5
ギンザケ	0.54	0.83	2.5
ニジマス	0.47	0.52	3.5
ベニザケ	0.42	0.66	3.5
ツナ缶詰	0.23	0.63	4.0
淡水バス	0.30	0.46	4.6
カラフトマス	0.22	0.40	5.6
ロブスター	0.34	0.14	7.0
アラスカ産タラバガニ	0.29	0.12	8.5
キンムツ	0.13	0.13	13.5
ライトツナ缶詰	0.05	0.22	13.5
太平洋産タラ	0.04	0.12	22.0

1オンス＝約２８．３５g

脳に入ったDHAは「2・5年」は働き酸化する

人間の脳のなかにあるDHAの半減期はおよそ2・5年。[83] つまり、私たちのニューロン内に取り込まれたDHAは、非常に長いあいだそこにとどまることになる。

そのあいだにこの多価不飽和脂肪酸は酸化して機能不全を起こし、脳の健康に悪影響を及ぼす結果を招く。

DHAが少なくなったり酸化したりするのは、神経炎症とニューロン機能不全、そして細胞死の増加にかかわっている。また、こうした状態のすべてが、脳の老化を招くと言われる。[84]

私としては、まずできるかぎり新鮮な食品から必要な栄養を摂ったほうがいいと考えるが、的を絞ってサプリメントを摂取することが最良の選択肢になることもある。

ステファニーの場合、できればもっとシーフードを食事に取り入れてほしかったが、食欲がなくて難しいならサプリメントを試してみるといいと伝えた。

これは決して悪い選択ではない。彼女は後者を選んだが、その後は魚のメニューも週2回に増やし、魚油のサプリメントも毎日摂りつづけた。

卵にある酸化予防物質「ルテイン」――とくに「黄身」！

自らを神経炎症や神経機能障害、細胞死、ＤＨＡの酸化から守るために、脳は2つの有能な抗酸化物質を利用する。「ルテイン」と「ゼアキサンチン」だ。

ルテインは緑色の葉物野菜に豊富に含まれるカロテノイド【訳注／動植物に含まれる黄、橙、赤などの天然色素】で、抗酸化防衛システムの重要な一角を担う。[85] とくに、脳内のＤＨＡの酸化を防ぐ働きをもつと言われ、[86] 脳内のルテイン濃度を上げると、老化による認知機能低下を防げることがわかっている。[87]

認知機能障害が見られるものの、ほかの点では健康な人にルテインを摂ってもらい、それが認知能力に及ぼす影響を調べた研究がいくつかある。

それらを総合的に評価すると、ルテインを毎日10ミリグラム摂りつづけると、エピソード記憶（長期記憶のうち、個人的な体験にもとづく記憶）とその阻害が一貫して改善され、しかも集中力が向上する場合もあるとわかる。[88]

また、ほかの研究でも、ルテインを補うことで向神経因子（神経の成長と存続を助ける

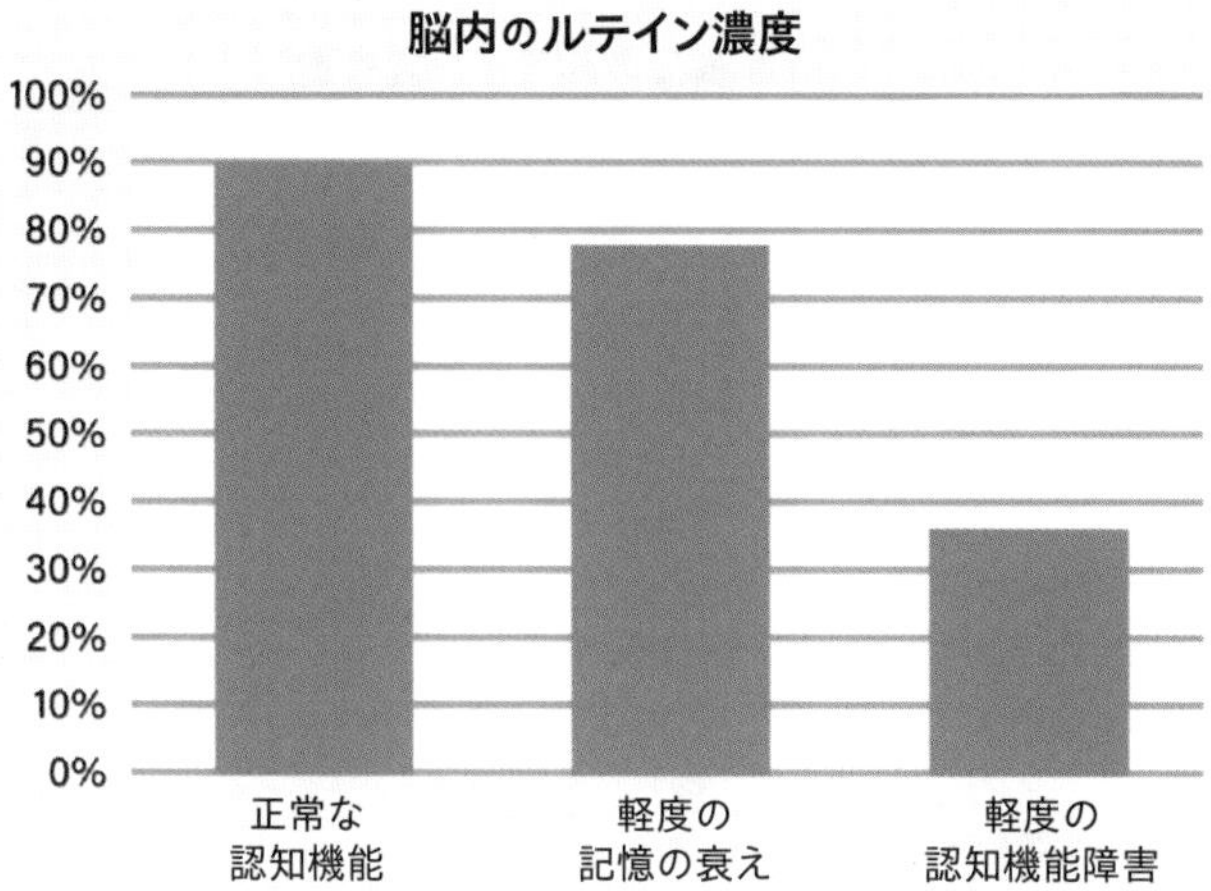

分子)が増加し、抗酸化能力も向上することが報告されている。[89]

卵はルテインをたっぷり含む食べ物で、そのルテインはホウレンソウのような葉物野菜に入っているよりもはるかに体内に吸収されやすい。

ある研究では、健康な成人が10日間、毎日卵から6ミリグラムのルテインを摂ったところ、体内のルテイン濃度が68%向上した。これはホウレンソウを食べたときや、2種類のルテイン・サプリメントを摂ったときと比べて、かなり大幅な増加だ。[90]

また別の研究では、ベジタリアンの人たちに週に6個の卵を食べてもらうだけで、ルテインの値が20%も向上したという。[91]

一般的な食品のルテイン含有量

食品名	摂取量	ルテイン含有量(mg)
ホウレンソウ(生)	1カップ(30g)	3.7
グリーンピース	1カップ(145g)	3.6
ズッキーニ(茹でたもの)	1カップ(180g)	2.1
ブロッコリー(茹でたもの)	1カップ(156g)	2.0
卵(マリーゴールドの餌で育った鶏の卵)	大1個(50g)	1.6
ケール(生)	1カップ(21g)	1.3
トウモロコシ(粒状)	1カップ(145g)	1.1
アスパラガス(茹でたもの)	半カップ(90g)	0.7
セロリ(茹でたもの)	1カップ(150g)	0.5
ニンジン(生)	1カップ(128g)	0.3
普通の卵	大1個(50g)	0.25

とはいえ、卵よりホウレンソウが劣っているという意味ではまったくない。卵に含まれるルテインのほうが体に吸収されやすいのだ。

最善の策は、両方食べること。それから、黄身も食べること。なぜなら、**ルテインは黄身に含まれているからだ。**

食べるもので「神経伝達」がこんなに変わる

本書にまとめた栄養プランを守れば、たいていの人は神経伝達をきちんと働かせるのに欠かせない栄養素を摂ることができる。

ときには、適正な量の栄養素を確実に摂るために、特定の食品の摂取量を意図的に増やさなければならない場合もある。ＭＩＮＤダイエットには、健康な脳を維持するために必要な食品の大部分が含まれている。

ここで、いくつかの食品が神経伝達物質にとって必要な理由を理解すれば、本書で紹介する栄養プランにいっそう深く共感し、自分の生活に積極的に取り入れられるだろう。

・タンパク質――「ドーパミン」「セロトニン」の土台になる

最初に挙げたいのは、私たちのよき友、タンパク質だ。

タンパク質は健康な身体組成にとって重要なだけでなく、脳の健康と神経伝達を維持するためにも欠かせない。

食事をするときは、ほかの栄養素はどうするにせよ、とにかくタンパク質は必ず摂るようにしよう。

最悪なのは、タンパク質がほとんど入っていない、炭水化物のみの食事を摂ること。そうした食事はオレキシンの値を下げて、眠気と疲れを引き起こす。

タンパク質はドーパミンの前駆体である「チロシン」と、セロトニンの前駆体である

「トリプトファン」を供給する。タンパク質を十分に摂らないと、ドーパミンやセロトニンを生み出す土台をつくれず、無気力や疲労を引き起こしかねない。

私たちの体は、タンパク質から得られる数種類の栄養素（アミノ酸チロシン、ビタミンB6、葉酸、鉄）を使って、ドーパミンをつくり出す。

動物を使った研究によると、これらの栄養素が1つでも欠けると、ドーパミン代謝が阻害されることが明らかになっている。[92、93、94、95] したがって、食事のなかでそれらの栄養素をたっぷり摂ることが重要なのだ。

・ビタミンB6――「赤身肉」で十分な量が摂れる

赤身の肉、鶏肉、シーフードを定期的に食べれば、十分な量の「ビタミンB6」を摂取できる。また、ナッツ類、シード類、ジャガイモ、サツマイモ、シイタケ、キャベツなどの植物からも、日常生活に必要な量を補給することは可能だ。

・鉄――「動物性食品」から効率的に摂れる

ドーパミン代謝にとって3番目に重要な栄養素である鉄は、動物性食品に豊富に含まれるが、植物性食品から摂取する場合は意識的に多めに摂る必要がある。
植物性食品に含まれる鉄のほうが、動物性食品のものより体内に取り込みづらい。食べ物に含まれる鉄には、「ヘム鉄」と「非ヘム鉄」の2種類がある。
ヘム鉄は動物性食品のみに含まれ、15〜35%の生体利用効率をもつ。非ヘム鉄は植物性食品に含まれる鉄で、生体利用効率が10%以下とかなり低い。[96,97]
肉を食べない人は、ドーパミン産生に必要な鉄を確保するために、サプリメントによる鉄分の補充も考えたほうがいいだろう。

・葉酸――「メチル葉酸」を摂る

葉酸も適切な量を摂る必要がある[98]（とくにドーパミン合成に必要なメチル葉酸の形で摂取するのが望ましい）。
この栄養素は、繊維質の野菜と豆類から手軽に摂ることができ、そのうちおよそ45〜65%がメチル葉酸の形で含まれる。[99]
メチル葉酸を体内でつくるには、MTHFR酵素（メチレンテトラヒドロ葉酸還元酵素）が必要だ。だが、メチル葉酸をつくれない型の酵素しかもたない人も多い。

したがって、もし葉酸のサプリメントを摂るなら――とくにＭＴＨＦＲの型が適合しない人は――メチル葉酸のもの【訳注／メチル葉酸、5-メチルテトラヒドロ葉酸などの商品名でネットで入手可能】を選ぶようにしてほしい。メチル葉酸のサプリメントは生物学的に最も活発に働く形態であり、遺伝子的にメチル葉酸をつくれない人には大いに助けになる。

・アミノ酸トリプトファン――「炭水化物」とセットで摂ると脳に直効

ビタミンＢ６、鉄、葉酸に加えて、セロトニンを合成するために「アミノ酸トリプトファン」も摂る必要がある。

トリプトファンは、脳内でセロトニンをつくるために血液脳関門を通り抜けなければならないが、その際、ほかのいくつかのアミノ酸と競争する必要がある。

炭水化物を食べるとインスリン反応が起き、ほかのアミノ酸の多くが優先的に筋肉組織へ運ばれていく。そのため、トリプトファンはとくに競争することなく血液脳関門を通り抜けられる。[100]

うつや怒りっぽさ、イライラ、異常な食欲、記憶力の減退、集中力の欠如といった気分障害は、体がセロトニンを十分につくっていない証拠と考えられる。

したがって、セロトニンの産生が不足しがちな人は、穀物、豆類、デンプン質の野菜、果物などから炭水化物を多めに摂るのが効果的かもしれない（もちろん適量のタンパク質を摂ることを忘れずに）。

・コリン――「肉」「野菜」をまんべんなく食べる

「コリン」は脳内に欠かせない栄養素で、アセチルコリン（実行機能にかかわる重要な神経伝達物質）とホスファチジルコリン（細胞膜の構成要素のなかで最も量が多く重要な物質）の合成に必要となる。

脳内のコリンは、神経可塑性《かそせい》や膜安定性、シグナル伝達・神経伝達において非常に重要な役割を果たすことが知られている。こうした働きはすべて、脳と神経系が連絡を取り合うのに欠かせないものだ[101]。

コリンを十分に摂りたければ、肉も野菜もまんべんなく食べるのがいちばんだ。コリンをたくさん含むのは肉類だからだ。肉を食べない場合は、1日に卵を3個食べるのでも十分な量のコリンが摂取できる。

厳格なヴィーガンの場合は、ヒマワリレシチン【訳注／ヒマワリから抽出した植物性レシチン】を代わりに摂るといい。

ビタミンB6を多く含む食品(100gあたり)

	1日に必要な量に対する割合	動物性食品	植物性食品
「緑」ランク	50%超	レバー(全種) マグロ	ピスタチオ
「オレンジ」ランク	25 ～ 50%	赤身の肉 赤身の豚肉 シーフード 鶏肉	ヒマワリのタネ ヘーゼルナッツ クルミ ハートオブパーム
「黄」ランク	10 ～ 25%	卵	大部分のナッツ類とシード類 ジャガイモ シイタケ 芽キャベツ サツマイモ ピーマン キャベツ

鉄を多く含む食品(100gあたり)

	1日に必要な量に対する割合	動物性食品	植物性食品
「緑」ランク	50%超(男性) 25%超(女性)	赤身の肉 カキ イカ タコ	ジャガイモ
「オレンジ」ランク	25～50%(男性) 10～25%(女性)	イワシ 鶏モモ・手羽元	アマランサス テフ 大部分の豆類 ホウレンソウ
「黄」ランク	10～25%(男性) 5～10%(女性)	大部分の魚 白身の肉 卵 チーズ	大部分の穀物 ケール アスパラガス キノコ類 豆類

葉酸を多く含む食品(100gあたり)			
	1日に必要な量に対する割合	動物性食品	植物性食品
「緑」ランク	50%超	レバー（全種）	−
「オレンジ」ランク	25 ～ 50%	—	大部分の葉物野菜および繊維質の野菜 大部分の豆類
「黄」ランク	10 ～ 25%	魚卵 ムール貝 カニ	大部分のナッツ類とシード類

コリンを多く含む食品(100gあたり)			
	1日に必要な量に対する割合	動物性食品	植物性食品
「緑」ランク	50%超	レバー（全種） 全卵 キャビアおよび魚卵	ヒマワリのレシチン
「オレンジ」ランク	25 ～ 50%	赤身の肉 赤身の豚肉 カキ サケ	−
「黄」ランク	10 ～ 25%	白身魚 大部分の軟体動物 鶏肉	豆類 ナッツ類とシード類 カリフラワー キノコ類 コラードグリーン ブロッコリー 芽キャベツ

3 「たっぷり水」で脳細胞がスムーズに働く

脳細胞をスムーズに働かせるためには、毎日きれいで混ぜ物のない「新鮮な水」を摂る必要がある。

水は私たちの体中の全細胞に欠かせない要素で、人間の体は食べ物がなくても数週間は機能するが、水がないと3、4日しかもたない。脱水症状が数時間続いただけで、体のエネルギーレベルや気分が落ち込み、脳の機能が損なわれる。

適切に水分を摂れば、血圧が上がって動脈が拡張するため（血管拡張）、脳に流れ込む血流が増え、その結果より多くの酸素とグルコースが脳細胞に届けられる。気分が向上し、エネルギーレベルと認知能力が改善される。

とはいえ、「これだけ飲めばOK」という決まった量は存在しない。

適切な量は、その人が毎日どれくらい活動しているか、そしてどんな気候の場所に住んでいるかによって決まる。あなたが毎日かなりの時間を屋外で過ごし、激しい運動を行い、毎日サウナに入るようなら、空調の効いた部屋でほぼイスに座ったまま仕事をして一日過ごす人よりも、ずっとたくさん水を飲む必要があるだろう。

どれくらい水を飲めばいいかを知るのにいちばんいい方法は、尿の色を見ることだ。色が薄ければ薄いほど、十分な量の水分が摂れていることになる。逆に色が濃いようなら、もっと水を飲んだほうがいい。

ただし、注意すべき点が1つある。ビーツやニンジン、ブラックベリー、パプリカ、さらにある種のビタミンB（リボフラビンなど）を大量に摂ると、尿の色が変わることがある。

そして最後にアドバイスをもう1つ。水道の水をあまり信用しないこと。アメリカに住んでいる場合、水道水には腸の健康を損なうような化学物質が含まれている可能性が高い。飲み水にはできるだけ不純物の入っていない、きれいな水を選びたい。

ステファニー自身、水分の摂り方についてもう少し考えたほうがいいことはわかっていた。そういう人は多いと思うが、彼女もコーヒーに頼ってなんとか1日を乗り切っていた。

そこで私は彼女に、少しずつカフェイン――お茶も含めて――の量を減らし、水を飲む量を増やすようアドバイスした。

ステファニーは水の味があまり好きじゃないということだったので、家の水道の蛇口につけられる浄水器を買って、レモンかライム、またはキュウリのスライスを数切れ入れて飲むことを勧めた。

記録をつけて「前進」を感じる

脳の働きが鈍ったり、頭にもやがかかったようになったり、脳全般に疲労を感じたりすると、生きていること自体がつらくなる。

神経伝達物質のバランスを取り戻し、脳の働きを向上させることができれば、精神的な余裕をもてるようになるだけでなく、エネルギーも湧いてくる。

ステファニーにとって、このプログラムはまさに旅のような経験だった。MIND

ダイエットに切り替えるところから始まり、1か月のうちに徐々に正しい方向に向かっていったが、その道のりは決して奇跡に包まれていたわけではない。

生命力とエネルギーを取り戻すにはかなり時間がかかることが多く、ステファニーにとってもその事実を受け入れるのはなかなか難しかった。

だが私は、「焦るのをやめたほうが、いい結果が出る場合もある」と助言し、とにかくがんばりすぎず、自分がいまどんな気分か毎月記録するよう伝えた。

まず5日間、自分の食べたものや気分、睡眠パターン、記憶力、エネルギーの状態について記録する。それから1か月後、また5日間記録を取る。

ステファニーがロッククライミングを再開するまで、1年近くかかった。しかし、毎月の記録を通じ、自分が少しずつ前進していることを実感して、プログラムを続けていく意欲が湧いてきたという。

一緒にチャレンジを始めてから2か月が経ったころ、ステファニーはこんなことを言った。

「本当に久しぶりに、正しい方向に進んでいる気がします。まだ完全に復活したとは言えないけど、前よりずっとよくなったし、そのうちきっと復活できると思えるんです」

ひと月ひと月と進み、徐々に結果が見えてくると、私たちはさらに「概日リズムを整える」「腸内環境を修復する」といったほかのプランも加えていった。

✔ チェックリスト

脳の健康を取り戻すにあたって、選んでもらう項目をまとめた。これまでの章と同じように、まずはすぐに始められる項目を3つまで選んでみよう。

少なくとも2週間から4週間、あるいはその項目に慣れるまで続けてから、次のテーマの項目を3つまで毎日のルーティンに加える。

- □「DHA」と「EPA」の1日に必要な量を摂る
- □週に1回、シーフードを食べる
- □週に2、3回、シーフードを食べる

□週に4回から6回、シーフードを食べる

□「ルテイン」と「ゼアキサンチン」の1日に必要な量を摂る

□1日あたり75～150グラム
（生なら1カップ、加熱したものなら半カップ）の葉物野菜を食べる

□1日あたり225～300グラムの葉物野菜を食べる

□1日あたり375グラム以上の葉物野菜を食べる

□メニューに「ベリー類」を取り入れる

□週に1、2回、1カップ分【訳注／約240グラム】のベリー類を食べる

□週に3、4回、1カップ分のベリー類を食べる

□毎日、少なくとも1カップ分のベリー類を食べる

□メニューに「ナッツ類」を取り入れる

□週に1、2回、ひとつかみ分（28グラム）のナッツ類を食べる

□週に３、４回、ひとつかみ分のナッツ類を食べる
□毎日、ひとつかみ分のナッツ類を食べる

□メニューに「豆類」を取り入れる

□週に１、２回、１カップ分【訳注／約60グラム】の豆類を食べる
□週に３、４回、１カップ分の豆類を食べる
□毎日、１カップ分の豆類を食べる

□アセチルコリンのシグナル伝達を支えるのに必要な量の「コリン」を摂る

（以下「黄」「オレンジ」「緑」の食材は２８８〜２８９ページ参照）

□「黄」ランクのコリンを含む食品を１日に75グラム食べる
□「オレンジ」ランクのコリンを含む食品を１日に75グラム、または「黄」ランクの食品を１日に１５０グラム食べる
□「緑」ランクのコリンを含む食品を１日に75〜１５０グラム、「オレンジ」ランクの食品を１日に１５０〜２２５グラム、または「黄」ランクの食品を

1日に300〜375グラム食べる

□GABA、ドーパミン、セロトニンのシグナル伝達を支えるのに必要な量の「ビタミンB6」を摂る

□「黄」ランクのビタミンB6を含む食品を1日に75グラム食べる

□「オレンジ」ランクのビタミンB6を含む食品を1日に75グラム、または「黄」ランクの食品を1日に150グラム食べる

□「緑」ランクのビタミンB6を含む食品を1日に75〜150グラム、「オレンジ」ランクの食品を1日に150〜225グラム、または「黄」ランクの食品を1日に300〜375グラム食べる

□ドーパミンとセロトニンのシグナル伝達を支えるのに必要な量の「葉酸」を摂る

□「黄」ランクの葉酸を含む食品を1日に75グラム食べる

□「オレンジ」ランクの葉酸を含む食品を1日に75グラム、または「黄」ランクの食品を1日に150グラム食べる

□「緑」ランクの葉酸を含む食品を1日に75〜150グラム、「オレンジ」ランクの食品を1日に150〜225グラム、または「黄」ランクの食品を1日に300〜375グラム食べる

□ドーパミンとセロトニンのシグナル伝達を支えるのに必要な量の「鉄」を摂る

□「黄」ランクの鉄を含む食品を1日に75グラム食べる

□「オレンジ」ランクの鉄を含む食品を1日に75グラム、または「黄」ランクの食品を1日に150グラム食べる

□「緑」ランクの鉄を含む食品を1日に75〜150グラム、「オレンジ」ランクの食品を1日に150〜225グラム、または「黄」ランクの食品を1日に300〜375グラム食べる

□神経伝達物質の合成を支えるのに必要な量の「タンパク質」を必ず食事から摂る（必要な量の目安については3章に記載）

□理想的なタンパク質摂取量を計算し、週に1日か2日それを食べる

□十分な量のタンパク質を週に2～4日食べる
□十分な量のタンパク質を週に5～6日食べる
□十分な量のタンパク質を毎日食べる
□1日を通して十分な量の水を飲み、尿をレモネード色に保つ

第2部

自分の「ミトコンドリア」を元気にする

体に「ベスト燃料」をたくわえる

7章

エネルギー生成スーパーフード

身近で、簡単に摂れて、ミトコンドリアに効くものを厳選

食べ物は人を動かす燃料だ。そして食べ物のなかには、健康を増進させ、ミトコンドリアを活性化させるすごい力をもった「スーパーフード」が存在する。

ここまで本書を読み進めてきたあなたには、疲労を撃退し、ミトコンドリアを元気にし、心と体の健康を改善するさまざまな栄養プランが理解できたはずだ。

もし、自分が抱えるストレス要因――たとえば腸の健康など――を解決してくれそうなプランがあるなら、まずはその対策プランと食事の改善から始めよう。

どこから始めていいかわからない人や、ミトコンドリアの数を増やすもっと幅広い

助言が欲しい人は、この章でスーパーフードのことを学んでみてほしい。

こうしたスーパーフードのなかには、ミトコンドリアやエネルギーレベルに直接働きかけるものもあれば、重要な系統や機能によい影響を及ぼすことでエネルギーレベルの向上に間接的に働きかけるものもある。

本章ではスーパーフードを一般的な食品群に従って分類し、わかりやすく探し出せるようにした。

どんな果物や野菜やナッツ類を食べればいいか迷ったら、エネルギーを奪うものでなく、高めるものを選ぶようにしよう。また、それぞれの食べ物には、必要に応じて根拠にもとづく推奨摂取量を記した。

果物――フレッシュでさまざまな「プラス作用」がある

ザクロ――抗ガン効果あり、スタミナUP

ザクロはエラジタンニンを豊富に含むすぐれた抗酸化物質で、エラグ酸やウロリチ

ンのようなほかの抗酸化化合物にさらに分解される。[1、2]
こうした物質は、心臓血管や抗ガン効果、ミトコンドリアに利益をもたらすものとして、かなり重点的に研究が行われている。
1～3年のあいだ、ザクロジュースを定期的に摂ることで、血中脂質が酸化したり、大動脈内にプラークが堆積したりするのを減らせることが明らかになった。[3] この結果はとくに、高度の酸化ストレスを起こしている人に顕著に見られた。[4、5]
ザクロの最大の利点は、ミトコンドリアの働きを刺激してマイトファジーを引き起こす能力をもつことで、この能力が発揮されるきっかけとなるのがウロリチンAと呼ばれる化合物だ。[6]
マイトファジー（ミトコンドリア＋オートファジー）とは、オートファジーを通して損傷したミトコンドリアを排除することで、ミトコンドリアの健康を保つ品質管理プロセスだ。マイトファジーを促すことは、健康を増進させ病気を予防する効果を高めることにつながる。
趣味で持久競技を楽しむ人たちに、2週間だけザクロエキスを750ミリグラム摂ってもらったところ、完全に疲れ切って自転車をこげなくなるまでの時間が14％増え、エネルギーの大部分をミトコンドリアのみから補給できる時間が10％増えたという。[7]

推奨摂取量：1日あたりザクロエキス750～1500ミリグラム、またはザクロの実半分から1個

ブルーベリー――認知機能にプラス、骨量減少を防ぐ

脳の力や記憶力、学習能力、高度な機能を必要とするスキルを高めたければ、ブルーベリーを摂ろう。

1日あたり1カップから2カップのブルーベリー【訳注／約240～480グラム】を摂れば、健康な老人、[8, 9, 10]認知能力に障害のある老人、[11, 12]健康な青年[13]のいずれにおいても、学習能力や記憶、高度な認知機能が向上することが、多くの研究で明らかになっている。

さらに、ブルーベリーとその成分の植物性化学物質は、ガンや肥満、心血管疾患、糖尿病、骨量の減少、慢性炎症などの発生を防ぐ証拠が、数多く発表されている。[14]

推奨摂取量：1日あたり1カップから2カップのブルーベリー

アサイーベリー——抗酸化物質が豊富な果物

アサイーベリーはアマゾンの熱帯雨林に自生する、抗酸化物質および植物性化学物質を豊富に含む果物だ。

アサイーベリーを定期的に摂ると、血中脂質の酸化が減るため心血管疾患の改善が見込めるし、[15、16、17]老化による認知能力の衰えを改善したり、[18、19、20、21]ガンを防いで進行と転移を防止したり、[22]肝臓の損傷と炎症を防いだりすると言われている。[23]

またアサイーベリーを摂ると、激しい運動のあとの筋肉損傷を示すバイオマーカーが低下することもわかっている。血清抗酸化状態を増やして血中脂質を下げるとともに、[24]身体能力を向上させ、自覚的運動強度を下げてくれるのだ。[25]

さらにアサイーベリーは炎症マーカーと酸化ストレス・マーカーを下げる一方で、とくに肥満気味および肥満の人の血管機能を向上させる報告もある。[26、27]

推奨摂取量：1日あたり1カップから2カップのアサイーベリー【訳注／約240～480グラム】

ビルベリー——抗炎症作用が強力【訳注／日本ではジュース、ジャム、冷凍品が入手できる】

ビルベリーはヨーロッパ原産の暗紫色のベリーで、ブルーベリーと同じくさまざまな種類のアントシアニン系植物性化合物を含んでいる。[28、29] この化合物には強力な抗酸化作用と抗炎症作用がある。[30、31]

研究によると、高い心臓病のリスクをもつ人にビルベリージュースを330ミリリットル飲んでもらったり、[32] 少し炎症のある成人に300ミリグラムのビルベリー・アントシアニンを摂ってもらったところ、炎症を減らせたという。[33]

さらに2型糖尿病患者に、砂糖入りの飲料を飲む前に新鮮なビルベリーを50グラム相当食べてもらったところ、血糖反応とインスリン反応がそれぞれ18％低下した。[34]

推奨摂取量：1日あたり1カップから2カップのビルベリー【訳注／約240〜480グラム】

マキベリー——抗酸化物質はラズベリーの3倍。眼精疲労も癒やす【訳注／日本ではマキベリーパウダーがネットで入手できる】

マキベリーは南米原産の暗紫色のエキゾチックな果物だ。強力な抗酸化能力をもつアントシアニンを豊富に含み、[35、36] ブラックベリーやブルーベリー、イチゴ、ラズベリーの3倍もの抗酸化物質を供給してくれる。[37、38]

研究によると、マキベリーは炎症性疾患に立ち向かう心強い味方となる。[39] とくに血管の炎症を減らす効果があり、[40] 喫煙者を調べたある研究では、1日あたり2グラムのマキベリーを2週間摂ってもらったところ、肺の炎症マーカーが低下したという。[41]

前糖尿病段階の人たちを3か月調べた臨床研究では、1日1回180ミリグラムのマキベリーエキスを摂ると、血糖値の平均が5%低下し、被験者たちの血中グルコース値は正常範囲内におさまるようになった。[42] 同時にLDL(悪玉)コレステロールが低下し、HDL(善玉)コレステロールが増加したこともわかった(つまり、血中脂質の数値が改善した)。

また、濃縮マキベリーエキスを毎日30~60ミリグラム摂ったところ、涙の製造量がおよそ50%アップした研究結果もある。[43] この研究を追跡調査した結果、1か月経っても同様の効果が見られ、眼精疲労も減少したという。[44]

推奨摂取量:1日あたり100~200ミリグラムのマキベリーエキス

クランベリー――メニューに加えるだけでプラス効果

クランベリーはピンクがかった赤色のベリーで、ほかの果物がほぼBタイプのプロアントシアニジン（PACs）を含むのに対し、Aタイプのプロアントシアニジンを含んでいる。

動物および人間を対象にした研究結果によると、メニューにクランベリーを加えることで酸化ストレス・マーカーや炎症マーカーの数値が下がり、ミトコンドリアの機能不全を防げることがわかった。[45]

また代謝機能不全を抱える人にランダム化対照試験を行った結果も多数報告されていて、クランベリージュースを1カップから2カップ、またはクランベリーエキスを1500ミリグラム摂ることで、血中脂質や血圧、血管機能、インスリン感受性に改善が見られることがわかった。[46]

推奨摂取量：1日あたり1カップから2カップのクランベリー【訳注／約240〜480グラム】

カムカム——血管機能が向上

カムカムはビタミンCと植物性化合物を豊富に含むアマゾン原産のベリーで、[47、48] 健康によい果物として名高い。[49、50、51、52]

動物実験においては、カムカムは炎症を減らし、[53] 体脂肪を落として代謝機能不全を改善し、[54] 肝臓を障害から守る働きをもつことがわかっている。[55]

人間の場合は、1日あたり70ミリリットル（3分の1カップ）のカムカムジュースを1週間飲みつづけただけで、健康な成人の酸化ストレス・マーカーと炎症マーカーが減少することがわかったが、同量のビタミンCサプリメントを摂ってもなんの効果も得られなかったという。[56]

またカムカムは食後の血糖反応を鈍らせ、[57] 血管機能を向上させることがわかっている。[58]

推奨摂取量：1日あたり4分の1から2分の1カップのカムカムジュース（または500〜3000ミリグラムのカムカムパウダー）

アムラ――細胞とミトコンドリアを酸化から守る

アムラはアーユルヴェーダ【訳注／インド・スリランカ発祥の伝統医療】で使われるハーブで、生命力を高め、長寿をもたらす植物として長きにわたり重宝されてきた。

動物実験や細胞を使った研究では、アムラはミトコンドリアのエネルギー産生能力を高め、ミトコンドリアの生合成を刺激し、抗酸化酵素の産生を増やし、細胞とミトコンドリアを酸化ダメージから守る働きをすることがわかっている。[59、60]

研究者たちは、アムラの神経保護作用[61]や抗ガン作用[62]、さらに全般的な健康をもたらす力に注目している。[63]

だが最も効果が期待できるのは、代謝の健康に関する面だろう。

アムラは2型糖尿病がある場合もない場合も、代謝の健康を向上させることがわかっていて、とくにたくさん摂ったほうが大きな効果が得られるという。

また、血糖コントロールと血中脂質の向上については、プラセボよりも高い効果を示しており、糖尿病患者の血中グルコースを下げる点では、抗糖尿病薬と同じ程度の効果がある。[64]

糖尿病を患う成人を対象にした研究では、1日あたり1000ミリグラムのアムラを摂ると、内皮機能の向上や酸化ストレスの低減、抗酸化酵素の活動増加、炎症の低減で、スタチン（血中のコレステロール値を下げる薬）と同じくらいの効果が見られたが、アムラの摂取量を1日あたり500ミリグラムにすると、効果はあったものの、さほど明らかなものではなかったという。[65]

この研究結果は、メタボリック・シンドロームに的を絞った研究のなかで確認されたものだ。[66]さらに、1日あたり500ミリグラムのアムラを4週間摂りつづけたところ、血管の流動性が向上し、血管年齢指数が下がり、酸化ストレス・マーカーが低減する効果が見られた。[67]

推奨摂取量：1日あたり500〜3000ミリグラムのアムラエキス

微細藻類――微量でもパワーがすごい

スピルリナ――代謝系に良、持久力向上【訳注／日本では錠剤・パウダーなどがネットで手に入る】

アフリカのチャド湖周辺に住む人は、何世紀にもわたってスピルリナを食用としてきた。またスピルリナは、中央アメリカのアステカの人たちとスペインから来たコンキスタドール（征服者）のあいだで、貴重な交易用物品として扱われていた。[68]

現代では、多くの健康食ストアの棚に並んでいる。

スピルリナは現存する食品のなかで1、2を争う強力なスーパーフード。なかでも、代謝の健康とエネルギーをつくる力に対して、証拠に裏打ちされたすばらしい効果をもつ。

スピルリナには酸化ストレスとミトコンドリア損傷から心臓細胞や肝細胞、腸細胞を守ったり、ミトコンドリアの生合成を促したり、代謝機能不全が起きないようにしたりする力があることが、複数の研究から明らかになっている。[69,70,71]

こうした力が発揮できるのは、おもに「C-フィコシアニン」と呼ばれる小さな分子のおかげだ。この有能な植物性化学物質はビリルビンに似た構造をしており、生理学的にもビリルビンと同じような効果をもたらす。[72、73、74、75]

ビリルビンは強力な抗酸化作用と抗炎症作用をもつ分子で、メタボリック・シンドロームや糖尿病、心血管疾患、腎臓病の予防に力を発揮することで知られる。[76、77、78、79]

こうした代謝系の健康を向上させるとともに、スピルリナには持久運動能力を高め、運動する人の疲労を低減する力があることが、多くの研究で報告されている。[80、81、82]

推奨摂取量：1日あたり最低2グラム、できれば6～8グラム

クロレラ――食べれば「防御物質」がそのまま自分のものに【訳注／日本でもさまざまな錠剤やパウダーなどが入手可能】

クロレラはおよそ25億年前から地球上に生息する、最古の単細胞生物の1つだ。その途方もない時間を自ら複製しながら生き延び、飢餓や旱魃《かんばつ》、放射線や有毒物質から身を守ってきた。

その目的を達成するため、この微小な藻類は数々のカロテノイドや抗酸化物質、酵素をつくり出して繊維質の装甲のなかにたくわえ、それを用いてエネルギーを生み出したり、酸化ストレスを最小限に抑えたり、有毒物質を中和したりしてきた。

そしてクロレラを食べると、その防御手段の多くはそのまま私たちにも伝えられる。[83]

しかも、比較的少ない量を食べるだけでOKだ。

慢性閉塞性肺疾患（COPD）の患者にクロレラを投与したところ、抗酸化状態が改善した報告があるし、[84]喫煙者の抗酸化ストレスを20％低減した研究結果もある。[85]

19件のランダム化対照試験をメタ分析した結果、約2か月にわたり1日あたり平均4グラムのクロレラを摂るだけで、LDLコレステロールと血圧、空腹時血中グルコースの値が大幅に減少したことがわかった。[86]

この結果は、慢性疲労に苦しむ人にも朗報だ。線維筋痛症をもつ人の場合、2か月にわたりクロレラ10グラムと液体クロレラエキスを摂ってもらったところ、筋肉圧痛点の数が8％減少し、痛みの強さが22％低下したことがわかっている。[87]

また実験の参加者たちは、心身の健康や活動意欲といった線維筋痛症によって衰える機能のほとんどが快方に向かったと報告している。

推奨摂取量：1日あたり500〜3000ミリグラムのクロレラ

3 付け合わせ――ついでに疲れに強くなる

ブロッコリー・スプラウト――解毒物「スルフォラファン」をたくさん含む

ブロッコリー・スプラウトは、野菜のなかでも最も多くのスルフォラファンを含んでいる。

スルフォラファンとは、酸化ストレス応答転写因子Nrf2（核因子赤血球2関連因子2）の主要調節因子を強力に制御する分子だ。[88] Nrf2は酸化やその他のストレス因子による損傷から細胞を守るだけでなく、肝臓の解毒経路のフェーズ2【訳注／肝臓細胞のもつ2つの解毒経路のうちの1つで、有毒物質を無害化する】を働かせ、その結果、体が有毒物質を中和し体外へ排出するのを助ける。

研究によると、アブラナ科の野菜（ブロッコリー・スプラウトもその1つ）を定期的に摂る人は、すぐれた解毒能力を備えており、薬の代謝能力が高い場合が多いという。[89]

こうした能力を手に入れるには、生のブロッコリー・スプラウトを24～40グラム摂れば十分。そこに含まれるスルフォラファンの量は、およそ20～40ミリグラムになる。[90]

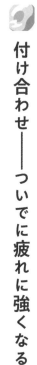

さらに、17件の臨床試験を体系的に評価した結果、1日あたり100グラム以上のブロッコリー・スプラウトを摂取すると、2型糖尿病または心血管疾患をもつ人の空腹時血糖値やインスリン抵抗性、血中脂質、酸化ストレス、炎症などが低下することがわかった。[91]

また肥満気味である以外は健康な人でも、1日あたり40グラムのブロッコリー・スプラウトを摂ることで、C反応性タンパク質やインターロイキン6といった炎症性バイオマーカーが半分に低下することがわかっている。[92]

推奨摂取量：毎日25〜100グラムの生のブロッコリー・スプラウト

ニンニク——血圧改善効果あり

ニンニク(Allium sativum)はタマネギ、エシャロット、リーキ、チャイブといった野菜の仲間の球根植物だ。数千年も前から、バビロニアやエジプト、フェニキア、スカンジナビア、中国、ギリシャ、ローマの人々のあいだで、食べ物としても薬としても重用されてきた。[93]

多くの対照臨床試験で、ニンニクは健康をもたらす強壮剤として認められている。

こうした研究のメタ分析の結果、ニンニクエキスを1日あたり600〜2400ミリグラム(2〜4片分)摂ると、2型糖尿病患者の酸化ストレス・マーカー[94]や炎症マーカー[95、96]、血中脂質や空腹時血糖値が下がったり[97]、血中脂質の高い人の数値が下がったり[98]、高血圧の人の血圧が下がったりすることがわかっている[99]。

さらに、肝臓機能を向上させる力ももつ[100]。

推奨摂取量：1日あたり600〜2400ミリグラムのニンニクエキス、またはニンニク2〜4片

ショウガ——薬用の「ハーブ」並み

ショウガは多くの文化圏で食用とともに薬用としても使われるハーブだ。消化器系を強化する強壮剤として用いられることが多く、膨満感や吐き気に効くとされる[101、102]。

実際、ショウガをほんの1〜2グラム摂るだけでビタミンB6と同じような効果が得られ、妊娠中の吐き気を治療するのに使われたり[103]、ガンの化学療法を受けている人の吐き気止めに使われたりする[104]。

いくつかのメタ分析によると、ショウガを摂ることで生理痛が和らいだり[105]、炎症

や酸化ストレス・マーカーを下げたり、[106]（毎日3グラム以上を摂ることで）血圧を下げたり、[107]血中脂質を減少させたり、[108]肥満気味の人の体重減少を促進したりすることがわかっている。[109]

推奨摂取量：毎日少なくとも3グラムのショウガ（ジンジャーティーを飲むならティーバッグ1・5個分、または粉末ショウガなら小さじ半分ほど）

カカオ——緑茶より「抗酸化能力」が高い

カカオは3000年以上前から栄養価の高い薬用食材として人類に珍重されてきた植物で、中央アメリカのオルメカ、マヤ、アステカといった文明圏で重用されたのち、その名声は世界へと拡がった。[110、111]

たいていの人はカカオというと、デザートやお菓子に使われるものとしか思わないだろう。だが、実はカカオはフラボノイドを大量に含み、さらにほかのフラボノイドに富む緑茶や赤ワインに比べて、植物性化学物質の含有量も多いし抗酸化能力も高い。[112]

もちろん、どんな種類のカカオ豆をどうやって処理するかがその効果に影響を及ぼすが、いちばんのおすすめは非アルカリ処理の（生の）カカオパウダーを摂ることだ。

いくつかのメタ分析の結果、カカオの摂取で、さまざまな効果があることが明らかになっている。たとえば血管の健康が向上する[113、114]（動脈壁の硬化を和らげ内皮機能を高める）、酸化ストレスのバイオマーカーが下がる[115]、血圧が多少下がる[116]、その他いくつかの炎症、インスリン感受性、血中脂質などの心臓代謝系リスク因子を改善する[117]。

ただし、必ず非アルカリ処理のカカオパウダーを選ぶこと【訳注／日本では「生カカオパウダー」として売られているものを選ぶ。「ココアパウダー」はアルカリ処理されている】。カカオはアルカリ処理（「ダッチプロセス」ともいう）することでフラバノールを失ってしまう（だからアルカリ処理されたココアはあまり苦くないのだ）。チョコレートを食べる場合は、できるかぎりダークなものを選び、ミルクチョコレートはやめておこう。

推奨摂取量：少なくとも50グラムのダークチョコレート、または40グラムの生のカカオパウダー

ナッツ類、シード類、脂肪分の多い果物——うまくとれば「とてつもない利点」が

アーモンド——脂肪の「吸収」を抑える

アーモンドは桃やアプリコットと同じ核果類の仲間だが、食べる部分は果肉ではなくタネの部分だ。

ただ料理や栄養の点から見れば、アーモンドはナッツとして扱われており、ビタミンEや繊維、植物性化学物質を豊富に含む。こういった物質はすべて、私たちの食事に栄養に富んだ脂肪を提供してくれる。[118]

いくつかのランダム化対照試験をメタ分析した結果、1日あたり少なくとも28グラム(ひとつかみ)のアーモンドを摂れば、心血管疾患にかかわる血中脂質の値が下がったり、[119]体重や体脂肪が減ったりすることがわかった。[120]

また、さまざまな臨床試験で、アーモンドを定期的に食べると、酸化ストレスや炎症のマーカーが下がることも明らかになっている。[121]

アーモンドのもう1つのすばらしい点は、強靭な植物細胞壁を備えていることだ。

この細胞壁は脂肪分子を包みこんで、脂肪が消化吸収されないようにする。[122]

したがって、アーモンドはあまり噛まないほうが、細胞壁が損傷せず、より脂肪が消化吸収されにくくなる。[123] それにより、体が使うカロリーも少なくなり、一方で腸内微生物叢に届く繊維は多くなる。

1日あたり56グラムのアーモンドを食べるだけで、健康な成人の腸内微生物叢の多様性が高まることがわかっている。[124]

推奨摂取量：1日あたり最低28グラム

アボカド――「自律神経」の機能が改善

アボカドは健康な不飽和脂肪酸や繊維、さらにカロテノイドの一種ルテインなどの植物性化学物質を豊富に含む、脂肪分の多い果物だ。

1日あたり1個のアボカドを食べるだけで、黄斑色素濃度が高まることがわかっている[125]（ルテインはもともと体内では眼のなかの黄斑部に多く存在しており、この濃度は脳内濃度ともかかわりがある）。

いくつかのメタ分析によると、食事中のほかの食べ物をアボカドに置き換えたところ、心血管疾患の重大なリスク因子であるLDLコレステロールとトリグリセリドが、中程度から大幅な減少を見せたことがわかった。[126、127]

またほかの臨床試験で、治験者にアボカドを食べる量を増やすよう指示し、食事の際に炭水化物の代わりにアボカドを食べてもらったところ、運動後の自律神経系の（休息と回復をつかさどる）活動が向上し、[128] 血清の抗酸化状態が増加して酸化LDL分子の値が下がり、[129] 食事に対する代謝反応が改善した報告がある。[130]

推奨摂取量：1日あたり大きめのアボカド半分から1個

繊維質の野菜――栄養を逃がさない食べ方

トマト――心臓病はじめ、あらゆる「死亡率」を下げる

トマトは赤い色素リコピンを大量に含むことで知られる。

リコピンはそもそもトマトの学名（Solanum lycopersicum）にちなんで名づけられた。このカロテノイドは、一重項酸素を消す強力な力をもつと考えられている。[131]

一重項酸素は、人間の体（とくに肌）に酸化ストレスを引き起こす最大の原因と言われる物質だ。[132]

ある研究では、トマトペースト55グラム（リコピン16グラム）を摂ることで、ミトコンドリアの損傷が減り、肌へのコラーゲン蓄積が増えたことがわかった。[133]

もちろん、トマトがあまり好きでなければ、純粋なリコピンのサプリメントからもその効能を得られるが、[134、135] やはり自然のままのトマトから得られるリコピンのほうが、摂取量は同じでも高い効果が見込める。[136] なぜなら、トマトにはリコピンだけでなく、体にさまざまな生物学的効果を及ぼすほかのカロテノイドが含まれるからだ。[137]

肌をつやつやにする以外にも、トマトには心臓病をはじめとするあらゆる原因による死亡リスクを下げたり、[138] 多少ではあるが血中脂質を改善したり、[139] 前立腺ガンのリスクを下げたりする力があると言われている。[140、141]

推奨摂取量：1日あたり40グラムのトマトペースト、または大きめのトマトまるごと1、2個

ビーツ——血圧を下げ、「持久力」にプラス作用

ビーツは食用硝酸塩を多量に含むことで知られている。

硝酸塩は体内で一酸化窒素に変換される分子だ。[142] 一酸化窒素は心血管系のなかでシグナル伝達を行い、血管を弛緩させたり、血管拡張を促したり、血圧を下げたりする。[143]

いくつかの研究で、ビーツのような食品から硝酸塩を摂ると、体内の一酸化窒素濃度が上がり、その結果、血圧や内皮機能、動脈硬化、血小板機能、運動能力に改善が見られることが報告されている。[144]

平均的な大きさのビーツ1個（約80グラム）から約200ミリグラムの硝酸塩を摂ることができる。[145] ランダム化プラセボ対照試験47件をメタ分析した結果、ビーツなどの食品から250～1200ミリグラムの硝酸塩を摂ったところ、持久運動能力のいくつかの評価項目が向上し、とくに健康な成人が疲れ切って動けなくなるまでの時間に著しい向上が見られることがわかった。[146]

推奨摂取量：毎日250～1200ミリグラムの硝酸塩、またはビーツ1～6個

キノコ――ガン予防、免疫機能改善、虫歯予防

キノコは数千年にわたって人間の食事の重要な一角を占め、薬用に使われて数知れない病気を癒やしてきた。

薬用のキノコは食用とは異なると考えられているが、さまざまなキノコの健康増進にかかわる効能が明らかになるにつれ、その区分は曖昧になりつつある。

クレミニマッシュルームやシイタケ、ヒラタケなどのキノコには、カリウムや銅、亜鉛といった必須ミネラルが豊富に含まれる。さらに、抗ウイルス特性や抗菌特性をもったプレバイオティックな繊維や生物活性多糖類も多く含み、ガンから体を守ったり代謝機能不全を防いだりしてくれる。[147、148、149]

マッシュルームに含まれる多糖類は、通常腸から吸収される微生物性内毒素に対して起きる炎症反応を和らげる。[150]

また、このマッシュルームを1週間にわたって1日100グラム摂ると、免疫グロブリンAの分泌が拡大され、粘膜免疫が増加することもわかっている。[151]

さらに動物実験では、クレミニマッシュルームを定期的に摂りつづけることで、腸

内微生物叢の多様性が向上し、病原性感染が少なくなっただけでなく、[152]先天的な免疫機能も向上したという。[153]

アジア料理によく使われるヒラタケを用いた臨床試験では、健康な成人の免疫機能が強化された報告がある。[154、155、156]また、シイタケを用いた治験では、免疫を強化する効果とともに、虫歯を予防する効果も確認されている。[157、158]

推奨摂取量：定期的に食べる（理想は少なくとも週3回）

3 動物性タンパク質——栄養の含有量が高いからうまく摂る

卵——栄養が「シーフード」クラスのスーパー卵

高品質の平飼い卵【訳注／値段は高めだが、スーパーや生協で手に入る】は、タンパク質をはじめ、さまざまな栄養素の供給源であり、なかでもコリン、DHA、ルテインを豊富に含む。

普通の卵でなく、できれば平飼い卵を手に入れたい。親鶏が何を食べているかが、卵の栄養の質に大きな影響を及ぼすからだ。

平飼いで育てられる鶏の卵には、普通の鶏や（平飼いでない）オーガニックな鶏の卵に比べて、オメガ3脂肪酸がかなり多く含まれる。とくにDHAは（シーフードに匹敵するほど）非常に量が多い。[159] オメガ6脂肪酸はかなり少ないうえ、オメガ3脂肪酸対オメガ6脂肪酸の比率も低くなっている。[160、161]

さらに、平飼い卵はビタミンE、およびルテインやゼアキサンチンなどの生物活性化合物の含有量も非常に多い。[162、163]

コリンについても、Lサイズの卵1個に約170ミリグラムが含まれているが、これは男性の推奨摂取量（550ミリグラム）および女性の推奨摂取量（425ミリグラム）のおよそ30〜40％にあたる。つまり、1日あたり3〜4個の卵を食べれば、神経伝達物質や脳や肝機能を正常に働かせるのに必要なコリンを摂ることができるわけだ。

推奨摂取量：1日あたり1〜4個の平飼い卵

牛レバー――100グラムで数々の栄養の「1日摂取量」を満たす

牛レバーは地球上で最も栄養分に富む食材の1つだが、味については好みが分かれる。それでも、わずか100グラムで1日分のビタミンBやビタミンA、銅が摂れ、さらにコリン、亜鉛、鉄、セレン、葉酸なら1日分の半量を摂取できる。

牛レバーは天然のマルチビタミン供給源と言えるが、食べすぎるとビタミンAと銅の中毒になる恐れがある。多くても週に約450グラムまでにしておこう。

肝臓は体内の解毒をつかさどる部位なので有毒物質まみれだと言われることもあるが、これは迷信。肝臓は有毒物質をたくわえることはせず、処理して体外に排出する臓器だ。

推奨摂取量：110〜227グラムの牛レバーを週に2〜4回

イクラ――「リン脂質」含有量が自然界で最も多い

イクラはサケの未受精卵で、ビタミンA、コリン、鉄、マグネシウム、カルシウム、セレン、オメガ3脂肪酸（EPAおよびDHA）などさまざまな栄養素を豊富に含み、とくにリン脂質については自然界で最も含有量の多い食品の1つだ。

したがって、メニューに加えれば強力な栄養の供給源となってくれる。

推奨摂取量：お好みで

カキ――「亜鉛」の含有量世界一で、睡眠効率アップ

カキはおそらく亜鉛を世界で最も多く含む食材だ。亜鉛は免疫機能の正しい働きや傷の治癒、代謝に欠かすことのできないミネラルと言われる。中くらいのカキ1個で1日に必要な量の亜鉛を摂れるうえ、鉄、セレン、オメガ3脂肪酸（EPAおよびDHA）も豊富に含まれる。

健康な成人94人を対象にランダム化臨床試験を行った結果、12週間にわたって毎日40グラムの茹でたカキ（亜鉛15ミリグラム）を摂ったところ、プラセボを摂った場合に比べて、「睡眠効率が上がる」「入眠までの時間が短くなる」「夜間の眠りの中断が減る」といった効果が著しく見られたという。[164]

推奨摂取量：食べられるなら1日あたり1～3個

3 全粒穀物――摂るなら「オーツ」

オーツ――特殊な「繊維」で、ミネラルのすぐれた供給源

もし穀物を1種類だけ選ぶなら、オーツにしよう。

オーツは複合糖質や、ベータグルカンと呼ばれる特殊な繊維、さらにマンガンやマグネシウム、鉄、セレン、亜鉛、銅といったさまざまなミネラルのすぐれた供給源だからだ。

オーツに含まれるベータグルカン繊維には、血中脂質の数値を下げる効果があり、つねに心血管系の健康を向上させると考えられてきた。[165]

さらに、食事にオーツを取り入れることで、空腹時インスリン値の減少や血糖コントロールの改善が見込めることがわかっている。[166,167] ただし、この効果はスティールカットオーツ【訳注／1粒を2、3片に砕いたもの】やロールドオーツ【訳注／蒸して平らに伸ばし乾燥させたもの】などの最小限に加工したオーツのみに限られるようだ。[168]

オーツのもう1つのユニークな特長は、「アベナンスラミド」というオーツ特有の植

物性化学物質を含むこと。この物質はオーツを摂ったあとに抗酸化状態を増加させることで知られ、[169]さらに年齢を問わず、運動によってもたらされた炎症を和らげることもわかっている。[170、171、172]

推奨摂取量：1日あたりドライオーツ40〜80グラム

9 豆類——食後、血液内で「プラス効果」が働く

黒豆——食後の「血糖値上下」を抑える

黒豆は繊維、タンパク質、植物性化学物質を豊富に含むうえ、多種のビタミンとカルシウムやマグネシウム、カリウム、亜鉛、葉酸といったミネラルの供給源でもある。

黒豆を食べることで、抗酸化能力が向上し食後のインスリン反応が低下することがわかっている。同量の繊維のサプリメントや抗酸化物質のみを摂ったときに比べて高い効果があるのは、黒豆全体からの相乗効果が得られるためだ。[173]

ほかの研究でも、黒豆が食後の血糖反応を低減する結果が報告されている。[174]つまり

黒豆は、疲労につながる食後血糖値の大幅な上下を最小限に抑えてくれるのだ。

また、ほかの豆類に比べて、食後の心血管系の健康向上に大きく貢献してくれる（血管拡張を促してくれる）こともわかっている。[175]

推奨摂取量：定期的に食べる

大豆――心血管疾患リスクが下がる

大豆と大豆製品の多く（すべてではない）は、高品質の植物性タンパク質を豊富に含み、繊維の含有量も多い。

アジア文化圏の多くで伝統的な食材として使われており、最小限の加工を経て納豆、豆腐、テンペ、味噌、醤油、豆乳などの健康食品へと姿を変える。

大豆製品の多くにはイソフラボンが豊富に含まれている。イソフラボンは「血中脂質を下げる」[176]「血圧を下げる」[177、178]「内皮機能を向上させる」[179]といった効能で知られる植物性化学物質だ。

こうした効能のため、大豆を食べると心血管疾患発症のリスクを下げられると言われている。[180]

メニューに大豆を加えるなら、オーガニックな大豆製品だけを摂るのを強くおすすめする。理想を言えば、テンペや納豆のような伝統的な発酵食品がいちばんだ。

推奨摂取量：少なくとも週に数回、大豆製品を食べる（できればオーガニックな発酵大豆食品を選ぶ）

おわりに

さあ今日が、エネルギーに満ちたあなたの始まり！

おめでとう！　これですべて終了だ。

いまあなたは、最高にパワフルで、しかも証拠にもとづいたプログラムをその手のなかに受け取った。

プログラムを実行すれば、疲れは吹き飛び、ミトコンドリアは活性化し、心と体にあふれるエネルギーを1日中体感できるようになるはずだ。

◆「エネルギーを生む食事」栄養プランのまとめ

本書で取り上げたたくさんの栄養プランを一覧にまとめた。ぜひ今日から、あなたの生活のなかに取り入れていってほしい。

概日リズムを整えて質の高い睡眠を取る

・6〜12時間の時間枠のなかで食事を摂る
・午前中または午後の早い時間に、1日のカロリーの大部分を摂る
・夜遅くの食事は避け、できれば午後7時か8時までに夕食を終える
・急速に消化される炭水化物を夕食時に摂らない
・毎日同じ時間に食事を摂る
・アルコールは1日1杯まで
・カフェインの摂取は午前中か午後の早い時間までにする

体脂肪を落とし筋肉を増やす

・1日のうちに十分なタンパク質を摂る。肥満気味あるいは肥満の人は約1・1〜1・6グラム/キロ、普通体重の人なら1・6〜2・2グラム/キロ（BMI25以上が肥満気味、25未満が普通体重）
・毎食十分なタンパク質を摂る。肉、大豆、プロテインパウダーなどの高品質な摂取源から、少なくとも30グラムずつ

・毎食、繊維質の野菜をたっぷり摂ることを食事の中心にする
・できるかぎり高品質で、加工は最低限に抑えた食品を摂る
・1日中ダラダラ食べつづけず、3～5時間ごとに、2～4回の食事のみを摂る

腸を整え微生物叢の多様性を保つ

・1日あたり少なくとも30グラムの繊維を、できればプレバイオティクスに富む食品から摂る
・少なくとも1日1度はなんらかの発酵食品を摂る
・難消化性デンプンを食事に取り入れる
・プレバイオティックな野菜を食事に取り入れる

血糖をコントロールする

・6～12時間の時間枠のなかで食事を摂る
・繊維質の野菜とタンパク源を食事の最初に摂り、デンプンは最後に摂る
・デンプンを含む食事を摂る前に、大さじ1、2杯（15～30ミリリットル）の酢を摂る

・1日あたり少なくとも5グラムのシナモンを摂る
・糖尿病があり、そのために体脂肪を減らそうとしている場合は、低炭水化物食を摂る
・可消化性炭水化物の摂取を減らす

脳を回復させる

・できるかぎり高品質で、加工は最低限に抑えた食品を摂る
・シーフードをもっと食事に取り入れる
・ベリー類の摂取量を増やし、週に何回かは食事に取り入れるようにする
・毎食、繊維質の野菜を食事の中心にする
・ナッツ類、豆類、全粒穀物を定期的に摂る
・葉物野菜を食事に必ず取り入れる
・適量のEPAとDHAを摂る(1日あたり500〜1000ミリグラム)
・適量のルテインを摂る(1日あたり十数ミリグラム)
・適量のコリン、ビタミンB6、葉酸、鉄を摂る

・毎日、食事から適量のタンパク質を摂れるようにする
・水をたくさん飲む

私が本書を通して伝えたかったテーマは「変身」だ。これは、あなたの体を細胞レベルで変身させていくマニュアルなのだ。

自らを向上させ、健康を取り戻し、エネルギーを回復させていくのは、先を争う競争ではない。もちろん、できればいますぐ活気に満ちた体を手に入れて、自分の体をむしばむ症状やストレスをすべて取り除きたい、そう思う気持ちもよくわかる。

だが実際、ミトコンドリアの再生にはかなりの時間がかかる。その事実を受け入れ、自分の体が時間をかけて回復していけることを認めてあげてほしい。

私のところに来る相談者の多くが、４週間以内に改善が見られたと報告してくれるが、そういった人たちも奇跡のような回復を経験するわけではない。

その改善は、これから彼らが経験していく進歩の一歩となるものだ。それを着実に

続けていくことで、ミトコンドリアを修復し、エネルギーを最大限に生み出せるようになる。道の途中で後戻りするときもあるかもしれない。自分が選んだ栄養プランが、うまくいかない週もあるかもしれない。

でも大丈夫。また次の日から、新しくやり直せばいい。このプランは、一生を通して続けていける、本当に自分に合ったエネルギー再生プランを探し出す旅なのだ。

もちろん、「3か月以内にエネルギーを取り戻したい」といったエネルギー回復のための目標設定が、多くの人にとって重要だし、役立つのもわかる。「目標を設定するな」とはいわない。

だが設定するなら、現実的で達成可能な目標にすること。実現できそうな期限を決めるのと同時に、エネルギーを取り戻しミトコンドリアを修復するのは、流動的で効果の見えづらいプロセスだと覚えておこう。

人間というのは、プラス面よりマイナス面に目が行きがちな生き物だ。何かの結果を判断するとき、私たちはたいてい、成功よりも失敗を気にしてしまう。

これは神経科学に裏づけられた現象で、「負のバイアス」と呼ばれる。不思議なことに、私たちの脳は、プラスの刺激よりマイナスの刺激のほうに即座に反応するようになっている。[1,2]

だから私たちは、たとえプラスの変化が起きていたとしてもなかなか気づかず、マイナスの変化にはいち早く気づく。つまり、自分が思っていたような「早さ」や「方法」で目標が達成できなければ、自分を責め、不満や敗北感や失望や不安でいっぱいになって、エネルギーを取り戻すなんて不可能だと落ちこんでしまうのだ。

だが「負のバイアス」に抗ってもムダだ。だから、とらわれすぎず、ただ負の感情をそのまま受け入れよう。

まず、「ああ、また人類みんなに埋め込まれてる『負のバイアス』が出てきたんだな」と受け止める。次に、前頭葉のつかさどる理性的な思考を駆使し、「否定的な考えにとらわれるのは人間の性《さが》なんだから仕方がない」と受け流す。そして最後に、そうした考えは変えられることを思い出すのだ。

できれば、日記をつけるといいだろう。見過ごしていた小さな達成事項や、その日守れた約束を3つから5つ、書き出してみるといい。

「今日は毎食ちゃんとタンパク質を摂れた」とか、「食事の時間枠をきちんと守れた」とか、「いつもより葉物野菜や繊維質の野菜をたくさん食べた」とか、「プロバイオティクスをたくさん摂れた」とか、「寝る4時間前までに食事を終えた」とか、そういうささいなことでいい。

中国の古いことわざにもあるように、「千里の道も一歩から」だ。エネルギー回復への道のりは、小さな一歩を踏み出すところから始まる。そして最終的に大きな変革をもたらすのは、そんな日々の小さな成功の積み重ねなのだ。

自分にとって心地よく、無理なく続けていけるペースを見つけよう。新しいプランをプラスするのは、2週間ごとでもいいし、毎月1つずつでもいいし、6〜8週間ごとに1つでもいい。

「唯一の正しいペース」など存在しない。あるのは「あなたに合ったペース」だけ。自分の判断で、難しすぎず、手間もかからず、がんばりすぎないプランを選んでほしい。

何もしないでいるより、一歩ずつでも着実に進んでいくほうがずっといい。

何事も口で言うほど実行が簡単でないことは、私にもよくわかっている。だが、とにかく気持ちを楽にして、楽しむことを第一に考えよう。あなたはエネルギーを取り戻す旅に出発したところだ。目的地はパワーに満ちた場所。体にいい自然食品(おもに野菜)を食べることに集中し、毎食タンパク質をたくさん摂り、そして何より、自分に優しくしよう。

正しい方向に向かって一歩一歩進んでいる自分を認め、褒めてあげることを忘れないようにしよう。

エネルギーは必ず取り戻せる。

あなたが人生のどの段階にいようと、何歳だろうと、どれほど疲れ切っていようと関係ない。

私はこう確信している。

ミトコンドリアを修復し、細胞を危険にさらすストレス要因を減らし、本書に記したプランを実行すれば、あなたはいつの日かエネルギーあふれる人生をふたたび手にすることができると。

付録
理想のタンパク源一覧

牛・豚肉、鶏肉、シーフード——生なら約113グラムあたり
(調理ずみなら約85グラムあたり)

鶏胸肉(鶏またはターキーの胸肉) …… 27グラム
鶏モモ肉(骨つきモモ肉、モモ肉、手羽肉、背肉) …… 23グラム
牛赤身肉(内モモ肉／外モモ肉、シンタマ肉、
トップ・サーロイン、赤身95%脂5%の挽き肉) …… 25グラム
豚肉(骨つきバラ肉、ロース肉) …… 24グラム
脂身の多い魚(サケ、イワシ、サバ) …… 23グラム
白身魚(タラ、オヒョウ、スケトウダラ、マグロ) …… 20グラム
甲殻類(カニ、エビ、ロブスター) …… 20グラム
その他の獣肉(バイソン肉、カンガルー肉、ヘラジカ肉、
シカ肉、羊肉、イノシシ肉) …… 24グラム

乳製品

牛乳、1カップ(スキムミルク、低脂肪乳、全乳) …… 8グラム
ギリシャヨーグルト、1カップ …… 23グラム
カッテージチーズ、1カップ …… 25グラム
ハードチーズ、4分の1カップ(チェダー、ゴーダ、パルメザン) …… 7グラム
ソフトチーズ、4分の1カップ(ブリー、ハバティ、クリームチーズ) …… 6グラム

卵

鶏卵、大1個 …… 6グラム
アヒルの卵、大1個 …… 9グラム
卵白、1カップ …… 26グラム
ウズラの卵、大1個 …… 1グラム
魚卵、大さじ1杯 …… 4グラム

大豆製品——調理ずみのもの1カップ(約75グラム)あたり

枝豆(サヤ入り) …… 11グラム
枝豆(豆のみ) …… 18グラム
大豆 …… 30グラム
豆乳 …… 6グラム
ソイナッツ …… 37グラム
豆腐(絹ごし) …… 18グラム
豆腐(木綿) …… 23グラム
味噌 …… 35グラム
納豆 …… 34グラム
テンペ …… 33グラム

豆類——調理ずみのもの1カップ(約60～75グラム)あたり

インゲン豆	15グラム
小豆	17グラム
レンズ豆	18グラム
スプリットピー（乾燥サヤエンドウ）	16グラム
ライ豆	15グラム
黒豆	15グラム
ヒヨコ豆	14グラム
ササゲ	13グラム
ウズラ豆	12グラム

ナッツ類およびシード類

ピーナッツ、4分の1カップ	9グラム
アーモンド、4分の1カップ	6グラム
ピスタチオ、4分の1カップ	6グラム
カシューナッツ、4分の1カップ	5グラム
クルミ、4分の1カップ	5グラム
ヘーゼルナッツ、4分の1カップ	4グラム
麻の実、大さじ3杯	10グラム
カボチャのタネ、4分の1カップ	9グラム
ヒマワリのタネ、4分の1カップ	9グラム
チアシード、4分の1カップ	4グラム
ピーナッツバター、大さじ2杯	8グラム
その他のナッツバター、大さじ2杯	5グラム

穀物およびデンプン——調理ずみのもの1カップ(約145～230グラム)あたり

アマランス	9グラム
キヌア	8グラム
オーツブラン	7グラム
ワイルドライス(マコモ)	7グラム
オートミール	6グラム
ソバ	6グラム
玄米	5グラム
白米	4グラム
大麦	4グラム
ジャガイモ	4グラム
サツマイモ	4グラム

体重あたりの推奨タンパク質摂取量

タンパク質摂取量(概算)		
体重(キロ)	1・1グラム/キロ	1・6グラム/キロ
45	50	72
50	55	80
55	60	88
59	65	95
64	70	102
68	75	109
73	80	116
77	85	124
82	90	131
86	95	138
91	100	145
95	105	152
100	110	160
105	115	168
109	120	175
114	125	182
118	130	189
123	135	196
127	140	204
132	145	211
136	150	218

謝辞

本書を執筆できたのは、ひとえに私を支えてくれたすばらしいチームのおかげだ。「エナジー・ブループリント」のチームに、心からの感謝を捧げたい。彼らが専門知識と情熱をもって、疲れ切った人々にエネルギーを取り戻させようと真剣に取り組む姿こそが、私がこの本を書き上げる原動力となった。

またアマンダ・アイビーはその比類ない文才と並はずれた理解力で、複雑な主題を的確にとらえ、誰もが理解しやすいように噛み砕いて説明する手助けをしてくれた。科学的な概念と相談者たちの話を巧みに混ぜ合わせ、1つの章にまとめ上げる手法を考え出してくれたアマンダに、深く感謝する。

アレックス・リーフは、私と同じような科学オタクとして、すばらしい科学的精神をもって、すべての研究の内容確認を引き受け、各章の科学的な正確さと統一性を保証してくれた。

栄養科学に関する世界的なレベルの知識を長年にわたって築き上げてきた彼のような人がパートナーになってくれたからこそ、この本が書けたと言える。


またすばらしいエージェント、ルシンダ・ハルパーンは、ヘイハウスの世界レベルの出版チームと仕事をする機会をつくってくれた。本書をつくり上げるプロセスのあいだ、ずっと私とアレックスを導いてくれた彼女にも、ともに感謝を捧げたい。

ヘイハウスの出版チームにも感謝を贈る。

とくに編集担当のリサ・チェンは、的確なアドバイスで私たちの思考のレベルを高めてくれた。


最後に、絶え間ない愛と支えを与えてくれる妻のマルセラに、いつも新しい冒険につき合ってくれて本当に感謝していると伝えたい。

そして大切な子どもたち、マテオとカイアには、想像を超えた幸せを与えてくれてありがとうと伝えたい。

ふたりの笑顔と笑い声はつねに、家族のためにすばらしい人生を築いていこうと思う私の心の支えとなっている。

著者

アリ・ウィッテン　Ari Whitten

ライフスタイルとサプリメントを総合的に考えるシステム「エナジー・ブループリント」の創始者。「エナジー・ブループリント」は、より健康的でエネルギーにあふれ、能力を発揮できる人の実現を目指すプログラムを通じて、200万人以上（さらに増加中）を助けてきた。著書にはベストセラー『The Ultimate Guide To Red Light Therapy』があり、世界中の自然医療の専門家が登場するポッドキャスト『エナジー・ブループリント・ポッドキャスト』のホストもつとめている。2020年には、自然医療と機能性医学の世界最大のコミュニティである「マインドシェア」が実施した投票で、健康インフルエンサーの第1位に選ばれた。25年以上にわたって、人間健康科学の研究に取り組んでいる。人間栄養学および機能性医学の修士号、運動生理学の学士号をもち、全米スポーツ医学アカデミーから矯正運動スペシャリストと運動能力強化スペシャリストの認定を受けており、さらに臨床心理学の博士号取得に向けたコースも修了している。アリの主催するポッドキャストやプログラム、サプリメントに関しては、https://theenergyblueprint.comを参照。

アレックス・リーフ　Alex Leaf（理学修士）

栄養学の専門家および研究者、作家、学者。ウェスタン・ステイツ大学で人間栄養学および機能性医学を教えている。「エナジー・ブループリント」でコンテンツ・クリエイターおよびリサーチ・ライターとしても活躍している。ホームページはhttps://alexleaf.com

訳者

加藤輝美（かとう・てるみ）

英語翻訳者。愛知県立大学文学部英文学科卒。雑誌の記事翻訳や書籍翻訳を手がけている。訳書に『あなたは「祖父母が食べたもの」で決まる』（サンマーク出版）、『実践!! WTFファスティング――ヘトヘトのあなたを2週間でハツラツに変えてみせます！』（パンローリング）、『シンプルなクローゼットが地球を救う：ファッション革命実践ガイド』（春秋社）、『ホープ・ネバー・ダイ』（小学館）、『アートからたどる悪魔学歴史大全』（共訳、原書房）がある。

回復人 体中の細胞が疲れにつよくなる

２０２４年３月２５日 初 版 発 行
２０２４年３月３０日 第２刷発行

著　者 アリ・ウィッテン、アレックス・リーフ
訳　者 加藤輝美
発行人 黒川精一
発行所 株式会社サンマーク出版
〒１６９-００７４ 東京都新宿区北新宿２－２１－１
電　話 ０３(５３４８)７８００
印　刷 三松堂株式会社
製　本 株式会社若林製本工場

定価はカバーに表示してあります。落丁、乱丁本はお取り替えいたします。
ISBN978-4-7631-4010-4 C0030
ホームページ https://www.sunmark.co.jp